흉부 X선 영상 간편 판독

Chest X-Ray Made Easy

Fifth Edition

ELSEVIER

This edition of Chest X-Ray Made Easy, Fifth Edition by Jonathan Corne, Iain Au-Yong is published by arrangement with Elsevier Ltd.

Original Edition ISBN : 978-0-7020-8234-4
Translated Edition ISBN : 979-11-24176-01-6
Publication Data in Korea : 2026. 1. 26.

흉부 X선 영상 간편 판독

Chest X-Ray Made Easy Fifth Edition

2026년 1월 15일 1판 1쇄 인쇄
2026년 1월 26일 1판 1쇄 발행

저 자 | Jonathan Corne, Iain Au-Yong
역 자 | 염호기, 박이내(hohouno@naver.com)
발 행 인 | 김용덕
발 행 처 | 메디안 북
편 집 | 최수정
등 록 | 제 2010-000051호
주 소 | 서울특별시 마포구 마포대로 63-8, 818호(도화동 삼창프라자 빌딩)
전 화 | 02-732-4981
팩 스 | 02-711-4981
홈페이지 | www.mcbooks.co.kr

ISBN | 979-11-24176-01-6 93510
가 격 | 38,000원

Printed in Korea by Median Books.

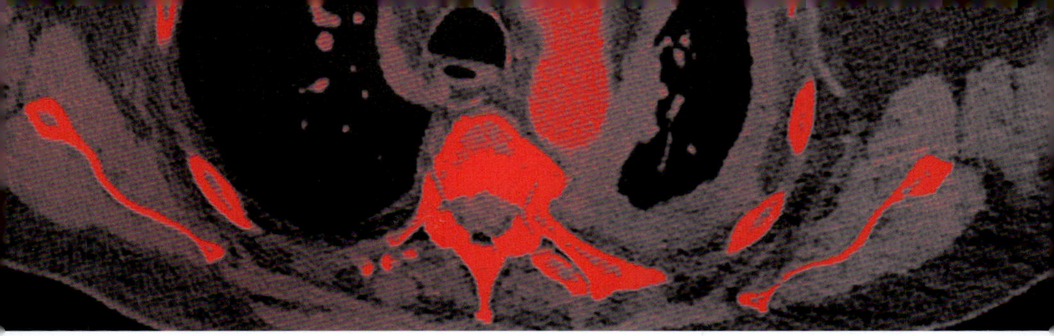

흉부 X선 영상 간편 판독

Chest X-Ray Made Easy

Fifth Edition

Jonathan Corne
MA, MBBS, PhD, FRCP
Consultant Physician, Nottingham University Hospitals Trust
Postgraduate Dean for the East Midlands,
Health Education England

Iain Au-Yong
MA (Cantab), BM BCh (Oxon), FRCR
Consultant Thoracic and Head and Neck radiologist
Nottingham University Hospitals

역자
염호기, 박이내

MEDIAN
메디안북

저자 서문

흉부 X선 촬영은 병원에서 가장 흔히 시행되는 검사이다. 초기 판독은 종종 젊은 의사에게 맡겨진다. 전문 방사선학 교과서는 많지만, 초급 의사와 의대생을 위한 책은 거의 없다. 이 책은 이러한 공백을 메우고 흉부 X선 촬영을 최대한 쉽게 판독할 수 있도록 고안되었다. 이 책은 단순히 방사선학적 소견을 설명하는 것이 아니라, 임상 현장에서 흔히 접할 수 있는 이상 소견을 이해하는데 도움이 되는 안내서이다. 흉부 X선 촬영에서 이상 소견을 신속하게 파악하면 환자를 효과적으로 치료할 수 있기 때문이다.

지난 4판의 성공에 힘입어, 우리는 책의 내용을 확장하고 더욱 고품질의 최신 영상을 추가하였다. 흉부 질환을 가진 환자를 평가하는 데 전산화단층촬영(Computed tomography, CT)이 핵심적인 역할을 하므로 전산화단층촬영 영상을 추가했다. 전산화단층촬영을 판독하려면 영상의학과 전문의가 필요하다. 전산화단층촬영 영상에서 발견되는 기본적인 이상 소견에 대한 이해는 점점 더 중요해지고 있다. 코로나19를 포함한 일반적인 병리 및 방사선학적 소견은 각 장에 집중적으로 기술되어 있다. 미세한 이상 소견과 육안적 이상 소견 모두에 대한 설명을 제공하였다. 이 책에서 새롭게 자가 평가를 통하여 마무리하였다.

제1장에서는 흉부 X선 영상 촬영 처방에 대한 몇 가지 조언을 제공하고, 제2장부터 제4장까지는 흉부 X선 촬영을 판독할 때 적용해야 할 몇 가지 기본 원칙을 제시하였다. 제 5장부터는 가장 흔한 이상 소견들을 X선 촬영 소견에 따라 정리하여 독자들에게 안내한다. 각 주제에는 설명이 포함된 예시 X선 영상이 수록되어 있으며, 마지막에는 음영 처리된 상자에 추가 학습 내용을 표시하였다. 흉부 X선 영상 위의 화살표 표시는 이상 소견을 해석하는 데 도움을 줄 것이다.

JC
IAY

역자 서문

두 번째 번역서를 내면서

나는 어리석었습니다. 하지만 또 어리석은 일을 반복하고 있습니다. 번역은 새로운 창작이라고 합니다. 나는 20년 전 멋모르고 번역을 시작하였다가 낭패를 본 경험이 있습니다. 우리는 책 한 권을 여러 사람이 나누어 번역하였습니다. 혼자 하기 두려워 여러 사람이 나누면 편할 줄 알았습니다. 결국 혼자 번역하는 것보다 더 어려운 상황을 맞게 되었습니다. 나는 다른 사람 번역도 모두 다시 봐야 했습니다. 과학적 개념과 인문학적 의미를 전달하는 일이 직접 책을 쓰는 것보다 더 어려웠습니다. 번역가는 저자의 의도를 생각해야 하고 번역가의 상상력을 동원해야 합니다. 당장 전화해서 이렇게 번역해도 되는지, 왜 이렇게 썼는지 물어 보고 싶을 때가 한두 번이 아닙니다. 책의 단순 내용 99%를 번역하는 품과 시간보다 1%의 미묘한 의미를 번역하는데 더 많은 시간과 더 깊이 고민하게 됩니다. 과학적으로 통용되는 익숙한 영어를 번역하면 더 어색합니다. 우리말로 번역하고 우리가 흔히 쓰는 영어 단어를 괄호에 넣어 타협점을 찾고 이해를 높였습니다.

다시는 번역하지 않겠다고 다짐하였지만, 이 책을 번역하게 된 이유는 의과대학 학생, 동료 또는 다른 전공 의사들이 흉부 X선 영상 판독을 어렵다고 말하기 때문입니다. 그래서 "흉부 X선 영상 간편 판독"이란 책이 세상에서 가장 간단하고 이해하기 쉽고 또 편리하게 활용되는 흉부 X선 판독 지침이 되었으면 하는 바람으로 번역을 시작하였습니다. 특히, 처음 흉부 X선 영상을 공부하는 학생, 간호사 및 초급 의사들 그리고 영상의학과나 호흡기내과 전공이 아닌 의사가 언제나 참고하여 쉽게 판독하는 기본 지침서가 되기를 바랍니다. 번역의 목적에 따라 단순히 내용을 옮기는 것을 넘어 임상 현장에서 흉부 X선을 처음 보는 초보 의료인의 입장으로 바로 활용하도록 쉽게 설명하였습니다. 임상 현장의 흉부 영상과 비교하여 언제 어떻게 영상 촬영하고 또 임상 현장에서 어떻게 판독할지 도움이 되기를 바랍니다.

처음 흉부 X선 영상을 보면 막막합니다. 흉부 X선 영상 판독을 배우는 한가지 노하우는 하나의 소견에서부터 시작하는 것입니다. 처음 한가지 정상 소견과 한 가지의 이상 소견을 기억하고 이후 계속 영상을 보면서 지식을 쌓아 간다면 누구나 흉부 X선 영상 판독 전문가가 될 수 있습니다.

염호기 원장
호기내과의원

역자 약력

- 인제대학교 의과대학 졸업, 의학박사
- 콜로라도 주립대학병원 교환교수
- 인제대학교 의과대학 호흡기내과 교수
- 의료기관평가인증원 인증사업실장, 이사, 국가환자안전위원회 위원
- 대한 결핵 및 호흡기학회 보험이사, 홍보이사, 법제이사
- 대한내과학회 법제이사
- 대한수면학회 회장
- 한국의료질향상학회 회장
- 대한환자안전학회 회장
- 인제대학교 서울백병원 원장
- 대한의학회 정책이사
- 대한의사협회 코로나19 대책본부 전문위원회 위원장
- 대한의사협회 정책이사
- 대한의사협회 의료감정원 의료감정심의위원회 위원장
- 한국보건의료연구원 이사
- 현, 호기내과의원 원장

감사의 글

먼저 이전 판의 공동 저자이신 Maruti Kumaran께 감사드립니다.

All India Institute of Medical Sciences 내과 과장이자 수석 교수이신 SK Sharma 박사님의 기여에 감사드립니다.

또한 이전 판을 검토하고 새 판의 중요한 수정 사항을 제안해 주신 동료 Anunay Gupta 박사, Abhishek Sharma 박사, Saurabh Mittal 박사, Sajal Ajmani 박사님께도 감사드립니다.

이번 판에 방사선 영상을 제공해 주신 Alex Maclennan 박사님께도 감사드립니다.

이 프로젝트에 헌신하고 노고를 아끼지 않으신 Elsevier의 Alexandra Mortimer, Ayan Dhar, Laurence Hunt께도 감사드립니다.

일러두기

- 독자의 이해를 돕기 위하여,

처음 흉부 X선 영상을 접하는 사람이라도 이미 의료계에서 상용되고 있는 영어 용어와 약어에 익숙해지기 위하여, 통상적인 용어를 그대로 사용하였다. 왜냐하면 배우는 것을 넘어서 영상 소견을 말할 줄 알아야 하기 때문이다. 현재 통용되고 있는 용어에 익숙해지면 의료계에서 의사소통과 의미 전달을 더 쉽게 할 수 있다. 연습을 하기 위하여 한글 번역과 더불어 영어 단어를 병기하여 그대로 두었다. 때로는 괄호로 표시하였다. 쉽게 이해하고 영어 단어도 배울 수 있는 장점이 있다.

예를 들어 폐포 단백증이라고 하면 다시 영어로 어떤 의미인지 해석해야 한다. 한글로 번역을 하지 않을 수도 없다. 진단명 같은 경우 때로는 영어 단어가 더 익숙하게 들릴 수도 있다. 그래서 폐포단백증(alveolar proteinosis)과 같이 영어를 남겨 두었다. 한글로 이해를 높이고 한글 진단명과 영문 진단명을 비교하고 배울 수 있기 때문이다.

가장 흔히 사용하는 약자로 흉부 X선 촬영 또는 영상은 의학에서 만국 공통어처럼 사용하는 약자가 있다. CXR이다. 또한 전산화단층촬영도 'CT'로 표현하는 것이 읽기도 싫고 이해도도 높다.

영어의 표현과 한글의 표현은 다르다. 의미 전달이 중요하고, 현재 대한민국에서 통용되는 의학의 기준과 언어로 쉽게 풀이하였다. 영어로 의미가 통하지만 한글로 옮겼을 때 의미가 모호해지면 영어 단어를 추가하였다. 예를 들어, lines, tubes, devices 등을 선, 관, 장치라고 번역하면 의료 현장에 맞지 않다. 병원에서는 그냥 라인, 튜브라고 부른다. 영국과 한국의 의료체계가 다른 면이 있지만, 그대로 반영하였다. 우리나라와 다른 영국에서의 의료체계를 짐작해 볼 수 있다.

목차

1

흉부영상 촬영 시기와 방법 무엇을, 언제, 어떻게 처방할까요?

흉부 X선 촬영 판독이 중요하다. 하지만 판독하기 전에 누군가 먼저 촬영을 처방해야 한다. 흉부 X선 촬영은 호흡 곤란, 기침, 객혈과 같은 호흡기 증상이 있는 환자에게 시행된다. 경우에 따라 급성 복부 질환 검사나 체중 감소와 같은 상황에서도 시행될 수 있다. 흉부 X선 촬영은 중요한 진단 도구이지만 환자를 방사선에 노출시킨다. 다른 검사와 마찬가지로, 검사의 이점과 환자의 불편함과 위험 사이에서 균형을 맞춰야 한다.

단순 흉부 X선 촬영으로 환자에게 실제로 전달되는 방사선량은 대부분의 다른 유형의 X선 촬영이나 스캔보다 낮다. 흉부 상당 부분이 공기로 구성되어 있어 방사선을 많이 흡수하지 않기 때문이다. 흉부 X선 촬영으로 인한 환자의 방사선량은 3일 치 일상 노출 방사선량과 동일하다.

컴퓨터단층촬영(CT)은 훨씬 더 많은 방사선 노출을 수반한다. 방사선 노출량은 밀리시버트(mSv)로 측정되며, 환경 방사선에 대한 평균 노출량은 매년 2.4 mSv이다. 흉부 CT 촬영은 환자를 7.0 mSv, CT 폐 혈관조영술(CTPA)은 환자를 15.0 mSv에 노출시키는 반면, 일반 흉부 X선 촬영은 약 0.02 mSv에 불과하다. 표 1.1에 일반적인 방사선 검사의 방사선 노출량을 요약하였다.

방사선은 암과 기형아 출산을 유발할 수 있으므로 불필요한 방사선 촬영을 회피함으로써 환자의 방사선 노출을 제한해야 한다. 기억해야 할 유용한 약어는 ALARA(As Low As Reasonably Achievable), 즉 '합리적으로 달성 가능한 최저 수준'이다. 초음

표 1.1 다양한 시술로 인한 방사선 노출

시술	방사선 노출(mSv)
흉부 X선 촬영	0.02
환기 관류 스캔	2.0
흉부 전산화단층촬영(CT)*	7.0
폐동맥 전산화단층촬영(CTPA)	15.0

*최근 저선량 흉부 전산화단층촬영 기술이 도입되어 0.8~1.0 mSv 방사선량으로 폐암 검진에 사용됨.
CT, 전산화단층촬영; *CTPA*, 폐동맥 전산화단층촬영.

파와 같이 방사선 없는 대체 영상 촬영 방법을 고려해 볼 수 있다.

임신 중 방사선의 추가적인 위험도 고려해야 한다. 태아는 흉부 방사선 영역 밖에 있기 때문에 위험은 태아가 아니라 산모에게 있다. 산모의 유방 조직은 평소보다 훨씬 더 민감하기 때문에 유방암 발생 위험이 더 높을 것으로 추정된다.

흉부 X선 검사 처방

첫 번째, 가장 중요한 것을 먼저해야 한다. 환자 정보와 처방한 검사를 다시 한번 확인한다. 환자가 임신 중이거나 감염 위험 여부를 명시하고, 처방 후에는 반드시 로그아웃해야 한다. 로그인 상태에서 다른 사람이 검사를 처방하지 않도록 한다. 법적 책임이 귀하에게 있다.

영상 검사 요청 시 중요한 임상 정보를 포함해야 한다. 중요한 임상 정보는 영상의학과 전문의가 검사 요청의 우선순위를 정하고, 가장 적절한 영상 검사를 처방했는지 판단하며, 영상 판독에 도움을 줄 수 있다. 특히 알아야 할 사항(예: 흉부 감염으로 치료에 오랜 시간이 걸리는 이유)이 있다면 처방 양식에 요구사항과 질문을 남긴다. 귀하가 원하는 구체적인 질문을 하면 영상의학과 전문의는 정확한 답변을 제공할 가능성이 높다.

CT 검사 처방할 때, 다른 검사를 제안해 줄 수 있는 영상의학과 전문의와 직접 상의하는 것이 좋다. 임신 중에는 두 가지 위험이 있다. 첫 번째는 임산부를 불필요한 방사선에 노출시키는 것이고, 두 번째는 필요한 검사를 하지 않아 중요한 진단을 놓치는 것이다. 이러한 위험을 피하는 가장 좋은 방법은 영상의학과 전문의와 상담하는 것이다.

흉부 X선 처방 후 처리 과정

전자 처방을 하면, 영상의학과 전문의 또는 방사선사가 검토 및 승인하기 위해 작업 목록에 '촬영 대기'로 올라간다. 우선순위가 정해지고 환자는 긴급 순서대로 촬영 부서로 호출된다. 촬영 부서에서 영상이 나오면 영상의학과에서 PACS(영상저장전송시스템)를 통해 즉시 검토할 수 있다.

병원에서 영상의학과 전문의가 영상 소견을 즉시 보고하는 긴급 보고 체계(hot reporting system)가 운영될 수 있다. 그렇지 않은 경우, 상급자나 영상의학과 전문의에게 도움을 요청한다. 기본적인 흉부 영상 판독은 쉽지만, 영상의학과 전문의는 더 많은 정보를 요구한다.

2 흉부 X선 촬영 영상 판독법

기본 판독은 쉽다

그림 2.1A와 B는 정상적인 흉부 X선(CXR) 영상이다. 책을 읽어 가면서 참고 영상으로 활용한다.

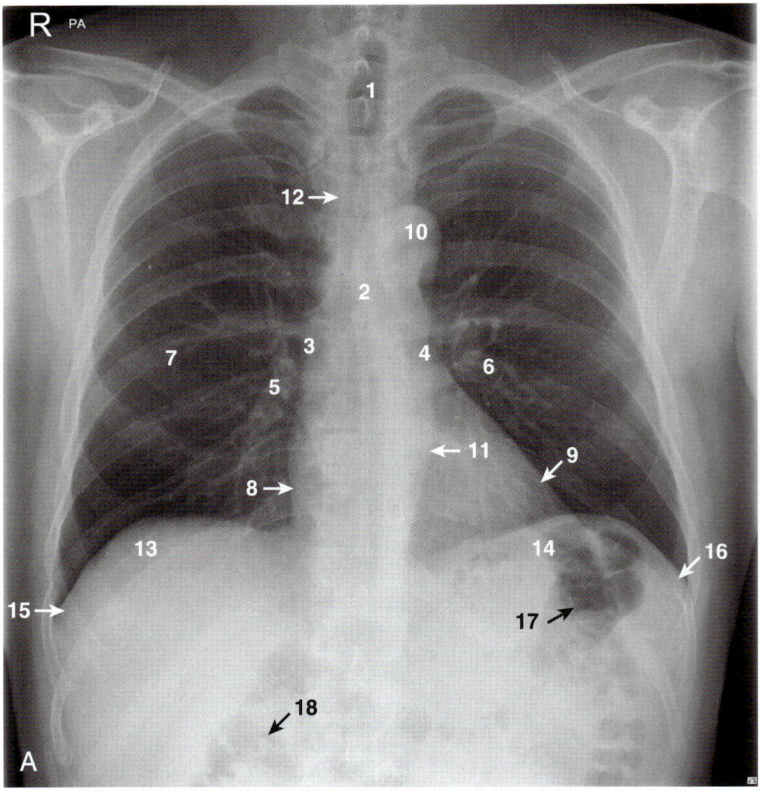

그림 2.1 (A) 정상 흉부 X선(CXR). 해부학적 특징: **(1)** 기관; **(2)** 기관분기부; **(3, 4)** 좌우 주기관지; **(5, 6)** 좌우 폐문 구조; **(7)** 우측 수평 열구; **(8)** 우심방에 의해 형성되는 우측 심장 경계; **(9)** 좌심실에 의해 형성되는 좌측 심장 경계; **(10)** 대동맥궁; **(11)** 하행 흉부 대동맥; **(12)** 우측 기관주위 선; **(13, 14)** 좌우 횡격막; **(15, 16)** 흉골횡격막각; **(17)** 위 기포; **(18)** 결장 내 공기음영.

흉부 X선 촬영 영상의 기본적인 판독은 간단하다. 단순히 흑백 사진일 뿐이다. 이상 징후는 다음과 같이 분류할 수 있다.

(a) 너무 하얗다.

(b) 너무 검다.

(c) 너무 크다.

(d) 잘못된 위치에 있다.

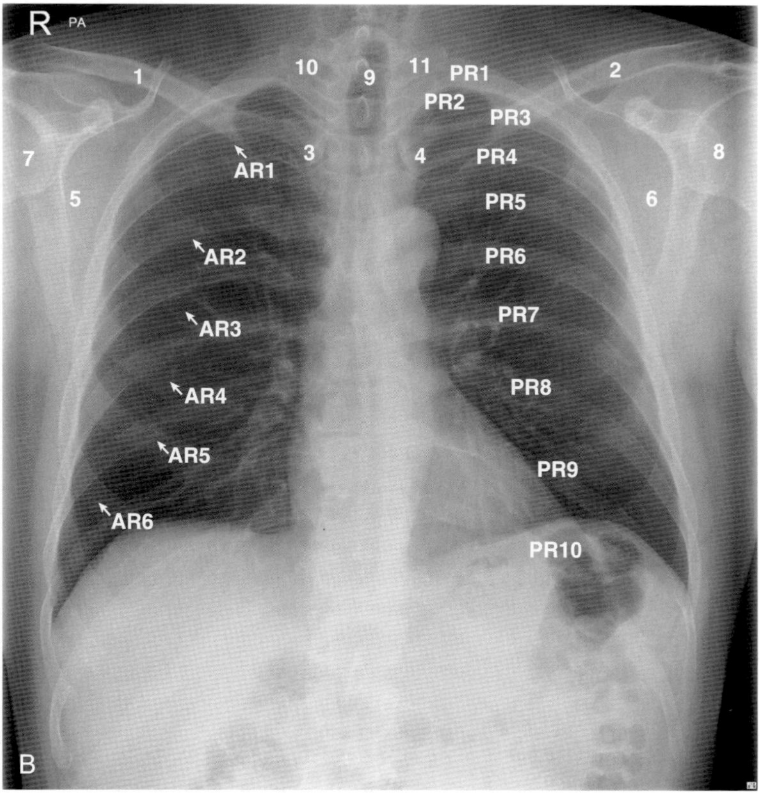

그림 2.1 (B) 뼈 흉곽. **(1, 2)** 오른쪽 및 왼쪽 쇄골; **(3, 4)** 오른쪽 및 왼쪽 흉쇄관절; **(5, 6)** 오른쪽 및 왼쪽 견갑골; **(7, 8)** 오른쪽 및 왼쪽 상완골두; **(9)** 흉추 1번의 가시돌기; **(10, 11)** 흉추 1번의 오른쪽 및 왼쪽 횡돌기; 전방 갈비뼈 1–6; 후방 갈비뼈 1–10.

흉부 X선 촬영 영상에서 최대한 많은 정보를 얻고 이상 소견 발견 시 당황하지 않으려면, 다음 절차를 따른다.

1. 환자 이름과 날짜를 확인한다.
2. 비교를 위해 이전 영상이 있는지 확인한다. 이전에 촬영한 영상이 저장되어 있을 수 있다. 이전 영상에 접근할 수 없는 경우, 도움이 될 수 있는 이전 방사선 검사 보고서를 찾아본다.
3. 영상의 기술적 품질을 확인한다(9~13p 참조).
4. 영상을 꼼꼼히 확인하고 발견된 이상 소견을 머릿속으로 정리한다. 첫 번째 이상 소견을 발견하면 멈추고 싶은 유혹이 들 수 있다. 하지만 이렇게 하면 이상 소견을 파악하는데 너무 몰두하여 영상의 나머지 부분을 보지 못할 수 있다. 영상 확인 방법에 대한 설명은 14~16p에 있다.
5. 이상 소견을 발견하면 어디에 있는지 파악한다. 병변이 흉벽, 흉막, 폐 또는 종격동 중 어디에 있는지 판단한다. 제4장에서는 폐와 심장 내 병변의 위치를 파악하는 방법을 설명하고, 제9장에서는 종격동, 제10장에서는 갈비뼈 찾는 방법을 설명한다.
6. 이상 소견을 마음속으로 묘사한다. 다음 중 어떤 범주에 속합니까?
   (a) 너무 하얗다.
   (b) 너무 검다.
   (c) 너무 크다.
   (d) 잘못된 위치에 있다.

   5장부터 12장까지는 영상 소견 해석하는 방법을 설명한다.
7. 영상의학과 전문의가 영상 사진을 판독한다. 흉부 X선 촬영 영상의 기본적인 판독은 쉽지만, 더 미세한 징후는 영상의학과 전문의의 숙련된 눈이 필요하다. 영상의학과 전문의의 의견을 구하면 진단이 더 빨라지거나 추가 영상 촬영을 제안받을 수 있다.
8. 마지막으로, 환자를 잊지 않는다. 매우 아픈 환자도 정상 흉부 X선 영상(CXR)을 보일 수 있으며, 실제로 매우 흔하다.

촬영 영상의 기술적 품질

영상을 더 자세히 판독하기 전에 항상 기술적 품질을 확인한다. 이를 위해서는 투사, 방향, 회전, 투과, 그리고 흡기 정도를 차례로 검토해야 한다. 이러한 요소들 중 하나라도 문제가 있으면 판독이 어려워질 수 있으며, 기술적 품질을 주의 깊게 확인하지 않으면 영상을 잘못 판독할 수 있다(그림 2.2A~D).

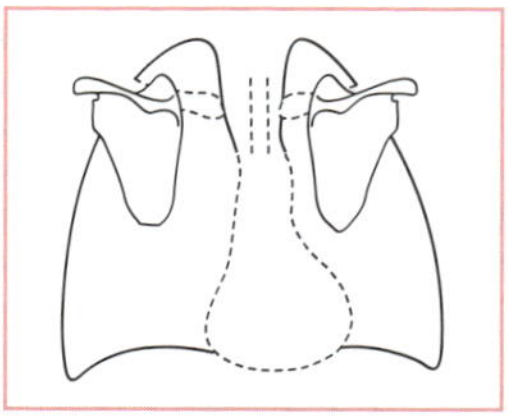

그림 2.2 다음 4장의 X선 영상에서 기술적 품질이 영상에 어떤 영향을 미치고 잠재적으로 오해를 불러일으킬 수 있는지를 보여준다. **(A)** 견갑골이 흉부 위로 돌출되어 있고 심장이 크게 보이는 전후방(AP) 영상이다.

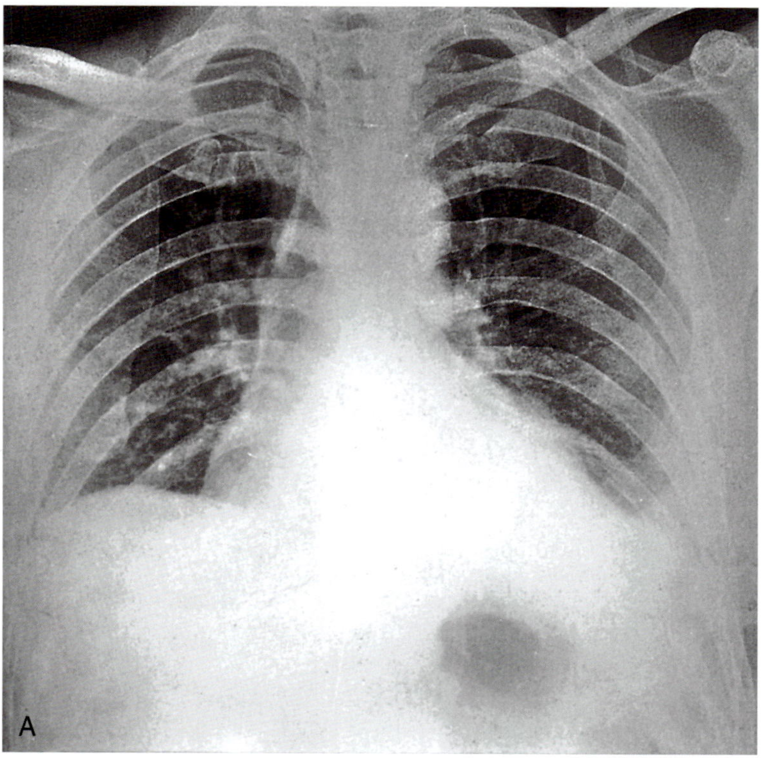

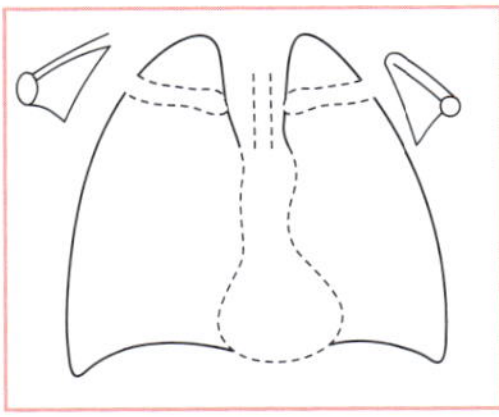

그림 2.2 (B) 견갑골이 더 이상 흉부를 덮지 않고 심장 크기가 정상적으로 보이는 표준적인 후전방(PA) 영상이다.

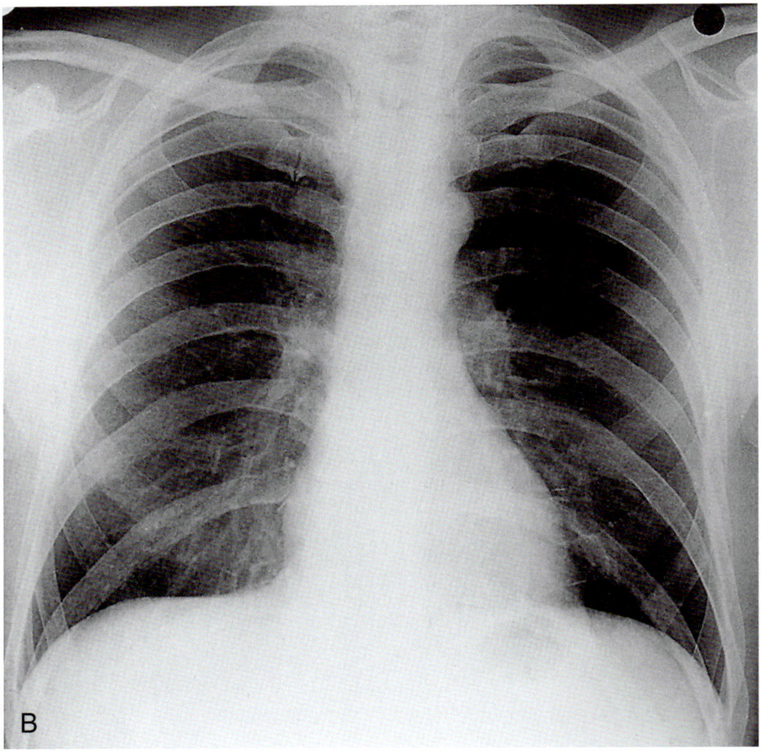

투사(Projection)

영상이 전후방(AP) 투사인지 후전방(PA) 투사인지 확인한다. 투사 방향은 환자를 기준으로 X선 빔의 방향에 따라 결정된다. 전후방(AP) X선 촬영에서는 X선 기계가 환자 앞에 있고 X선 필름이 환자 뒤에 있다. 후전방(PA) X선 촬영에서는 X선 빔이 환자 뒤에서 발사되고 필름이 환자 앞에 위치한다. 표준 흉부 X선 촬영은 후전방(PA) 투사이지만, 많은 응급 X선 촬영은 환자가 침대에 누워 있는 상태에서 더 쉽게 촬영할 수 있

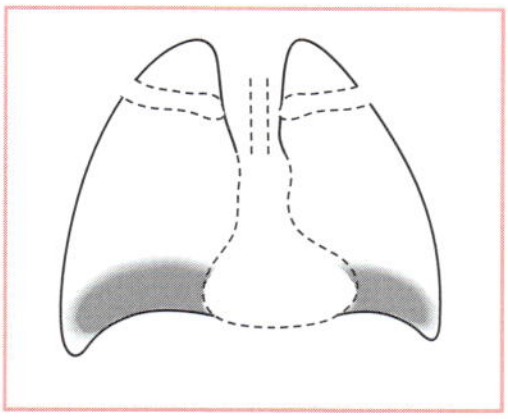

그림 2.2 (C) 흡기가 잘 안될 때 촬영하였다. 흡기가 잘 안될 때 폐 기저부가 더 하얗게 보이고 심장 크기가 더 크게 보인다.

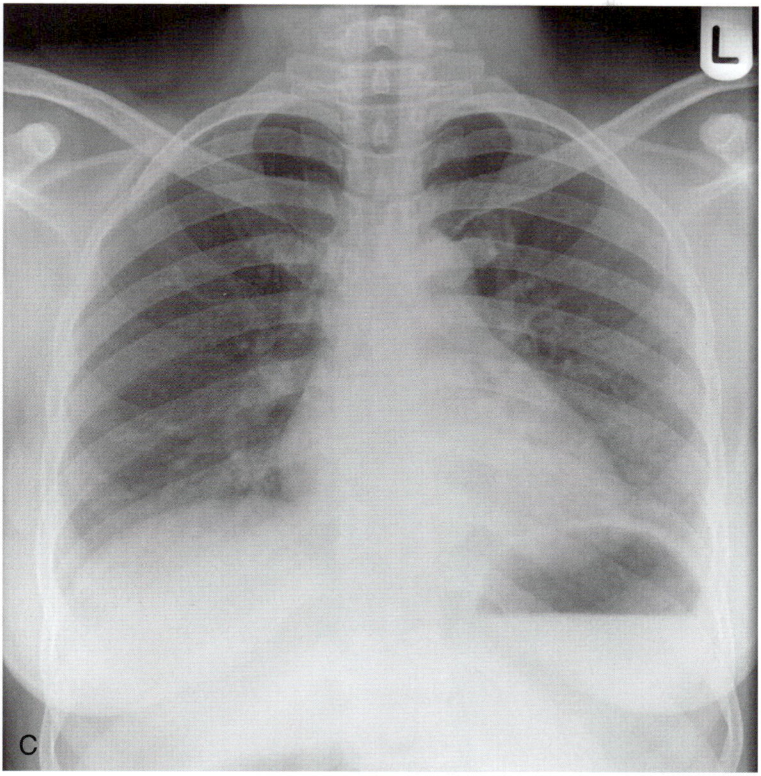

기 때문에 전후방(AP) 투사이다. 전후방(AP) 영상은 방사선사가 AP로 표시하지만, 후전방(PA) 영상은 표준 투사이므로 표시되지 않는 경우가 많다. 확실하지 않으면 견갑골을 살펴본다. 견갑골이 폐야 위에 있으면 영상은 전후방(AP) 이다. 그렇지 않으면 후전방(PA)일 가능성이 높다. 흉부 X선 촬영이 AP인 경우 심장 크기를 판독할 때 주의해야 한다. 심장이 앞쪽에 있기 때문에 AP 영상에서 심장 크기가 확대되어 나타난다. 종

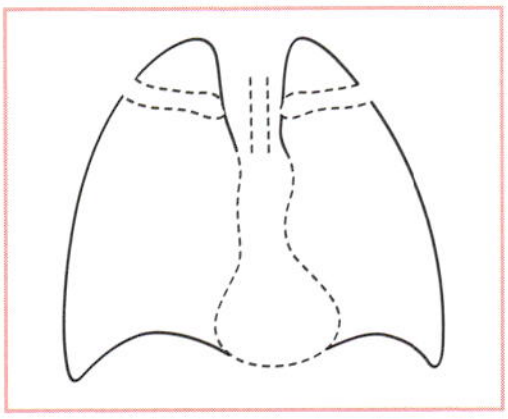

그림 2.2 (D) 흡기가 잘 된 상태에서 촬영하였다. 흡기가 잘 안될 때 폐 기저부가 더 하얗게 보이고 심장 크기가 더 크게 보인다.

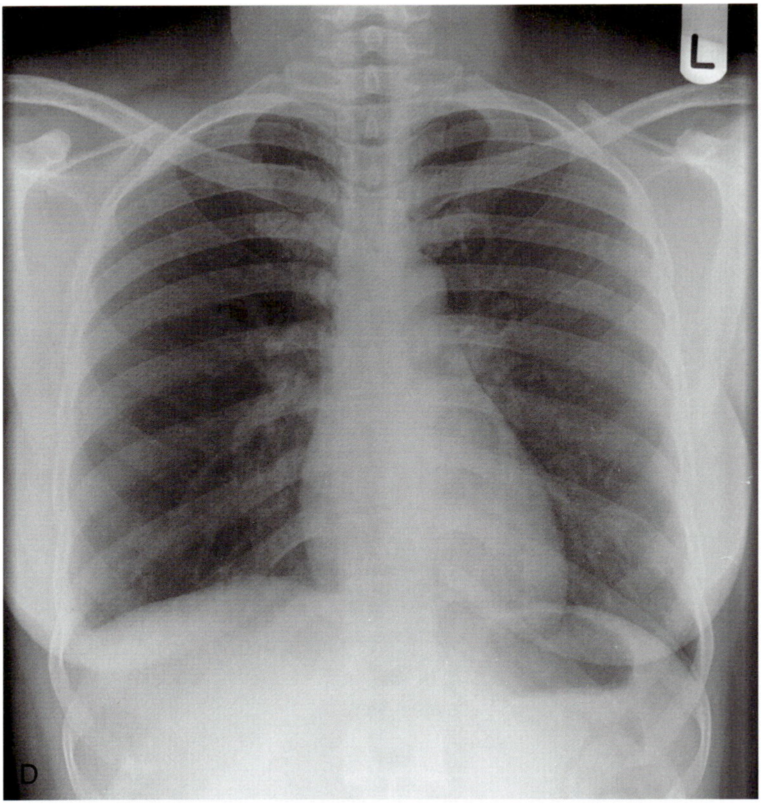

격동 모양도 변형될 수 있다. 전후방(AP) 영상은 환자가 앉거나 누운 상태에서 촬영할 수 있다. 방사선사는 영상에 기립 또는 앙와위(supine) 상태를 표시해야 한다. 앙와위(supine) 흉부 X선 촬영 결과는 기립 X선 촬영 결과와 매우 다를 수 있으므로 유의해야 한다.

방향(Orientation)

좌/우 표시를 확인한다. 심장이 항상 왼쪽에 있다고 생각하지 않는다. 우심증(dextrocardia)이 있을 수 있지만, 더 흔하게는 폐 병리상태로 인해 종격동이 오른쪽으로 밀려나거나 당겨질 수 있다. 영상을 촬영할 때 방사선사는 항상 좌우를 표시한다. 영상을 처음 볼 때 항상 좌/우 표시를 확인한다. 하지만 방사선사가 실수를 할 수 있다는 점을 명심한다. 의심스러운 부분이 있으면 환자를 다시 진찰한다. 이러한 상황에서는 이전 영상을 비교하는 것도 도움이 될 수 있다.

회전(Rotation)

쇄골의 내측 끝을 확인하고, 그 사이에 있는 척추 극돌기(spinous processes) 중 하나를 선택한다. 양쪽 쇄골 내측 끝은 극돌기에서 같은 거리에 있어야 한다. 한쪽 쇄골이 다른 쪽보다 가까우면 환자가 회전한 것이며, 그 쪽 폐가 더 하얗게 보일 수 있다.

흉추 척추측만증 환자는 회전된 영상 소견처럼 보일 수 있다. 척추의 극돌기가 정렬되어 있는지 확인한다. 척추 측만증 환자의 척추 극돌기가 바로 정렬되어 있다면 환자가 회전했을 가능성이 높다.

투과(Penetration)

투과를 확인하려면 심장 그림자의 아랫부분을 본다. 척추체(vertebral bodies)는 심장 그림자를 통해 간신히 보여야 한다. 척추체가 너무 선명하게 보이면, 필름이 과도하게 투과된 것이며 저밀도 병변을 놓칠 수 있다. 척추체가 전혀 보이지 않으면 필름이 충분히 투과되지 않은 것이며, 폐야가 하얗게 잘못 표시된다. 다른 흉부 X선 촬영과 비교할 때 투과 수준이 유사한지 확인하는 것이 중요하다.

흡기 정도(Degree of inspiration)

흡기 정도를 판단하려면 횡격막 위 갈비뼈의 개수를 세어 본다. 오른쪽 횡격막 중간 지점은 앞쪽으로 5번째와 7번째 갈비뼈 사이에 있어야 한다. 6번째 갈비뼈의 앞쪽 끝은 횡격막 위에 있어야 하며, 10번째 갈비뼈의 뒤쪽 끝도 마찬가지다. 갈비뼈가 더 많이 보이면 환자는 과팽창된 상태이다. 갈비뼈가 적게 보이면 통증, 피로 또는 질병으로 인해 환자가 숨을 충분히 들이마시지 못한 것이다. 흡기가 잘 안 되면 심장이 더 커 보이고, 폐기저부 음영이 증가하며, 기관이 오른쪽으로 휘어져 보이기 때문에 이 점을 주의 깊게 관찰해야 한다. 또한 환자마다 체형이 다르다는 점을 기억해야 한다. 가슴이 비교적 짧고 체격이 넓은 사람도 있고, 가슴이 길고 키가 큰 사람도 있다. 환자가 심호흡을 제대로 하지 못했는지, 아니면 단순히 가슴이 짧은지 판단하려면 현재 촬영한 엑스레이를 이전 촬영본과 비교하는 것이 도움이 된다. 횡격막 위의 갈비뼈 수가 변했다면, 흡입 정도의 변화로 인한 것일 가능성이 높다.

후전방(PA) 영상

워크스테이션이나 컴퓨터 화면을 사용하는 경우, 화면 해상도에 따라 보이는 영상이 달라진다. 적절한 화면을 조절하여 사용하고 주변 조명을 어둡게 한다. 이미지가 충분히 선명하지 않으면 다른 화면을 사용하는 것이 좋다. 워크스테이션에서는 이미지의 대비와 밝기를 조정하여 미세한 이상 소견을 부각시킬 수 있다. 예를 들어, 흑백 반전을 적용하면 갈비뼈 이상을 더 쉽게 발견할 수 있다.

인화된 필름을 보는 경우, 적절한 관찰대(뷰잉 박스)를 사용하고 주변 조명을 어둡게 한다. 약 1.2 m 거리에서 X선을 관찰한 후 가까이서 관찰한다(그림 2.3). 대부분의 X선은 영상 저장 및 전송 시스템(PACS)에서 볼 수 있다.

1. *양쪽 폐야*. 양쪽 폐야는 동일한 복사 선량을 가져야 하며, 어느 쪽이 다른 쪽보다 더 희거나 어두워서는 안된다. 수평열구(horizontal fissure) (1)을 찾아서 확인하고, 위치를 확인한다(보기 어려울 수 있음). 수평열구는 겨드랑이선을 따라 폐문에서 여섯 번째 갈비뼈까지 이어져야 한다. 만약 위치가 바뀌었다면 폐 허탈의 징후일 수 있다.

   많은 폐 질환의 중요한 징후 중 하나는 폐의 용적 감소이다. 따라서 양쪽 폐야 중 어느 쪽이 정상보다 작은지 확인해야 한다. 왼쪽에 심장이 있어 왼쪽 폐야가 작아진 것을 구별하기 어렵다. 그러나 흉부 영상 판독 수가 증가함에 따라 두 폐야의 크기를 비교하는 방법을 터득하게 되고, 따라서 한쪽이 정상보다 작은 경우를 감

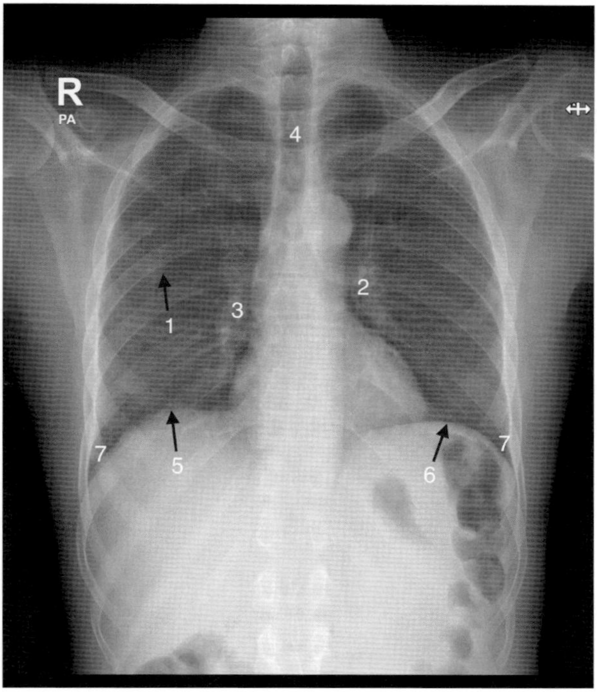

그림 2.3 후전방(PA) 영상. **(1)** 수평 열구; **(2, 3)** 좌우 폐문; **(4)** 기관; **(5, 6)** 좌우 횡격막; **(7)** 늑골횡격각.

지할 수 있게 된다.

전반적인 또는 어떤 별개의 음영이 있는지 관찰한다. 이러한 음영은 제5장-백색 폐야에서 설명한다. 환자의 옷이나 인체내 장신구 등으로 인하여 폐 어디든 이상 음영으로 나타날 수 있다.

2. *폐문(hilum)을 살펴본다*. 왼쪽 폐문(2)이 오른쪽 폐문(3)보다 높아야 하지만, 그 차이는 2.5 cm 이내여야 한다. 폐문(hila)의 모양과 밀도를 비교한다. 양쪽 폐문은 오목한 모양이고 서로 비슷해야 한다. 7장에서는 폐문부 이상을 해석하는 방법을 설명한다.
3. *심장을 본다*. 심장이 정상 모양이고 최대 직경이 흉부에서 가장 넓은 부분의 경흉부 직경의 절반보다 작은지 확인한다. 심장 음영에 비정상적으로 진한 부분이 없

는지 확인한다. 제8장에서는 비정상적인 심장 음영 판독 방법을 설명한다.

4. *종격동 확인한다*. 종격동의 가장자리는 깨끗해야 하지만, 심장과 횡격막 사이의 각도에서 약간의 흐릿함은 허용 가능하다. 종격동의 다른 부분에 흐릿한 가장자리가 있는 경우, 인접 폐에 문제가 있음을 시사한다(폐허탈 또는 경결). 이에 대해서는 제5장에서 다룬다. 확장된 종격동의 판독은 제9장에서 다룬다.

   기관의 오른쪽도 살핀다. 기관의 흰색 가장자리(4)는 정립(erect) 영상에서 2~3 mm 미만이어야 한다(제9장을 참조한다).

5. *횡격막을 확인한다*. 오른쪽 횡격막(5)은 왼쪽 횡격막(6)보다 높아야 한다. 심장이 왼쪽 횡격막을 아래로 누르기 때문이다. 횡격막 높이 차이는 3 cm 미만이어야 한다. 횡격막의 윤곽은 매끄러워야 한다. 오른쪽 횡격막의 가장 높은 지점은 오른쪽 폐야 중앙에, 왼쪽 횡격막의 가장 높은 지점은 약간 더 측면에 있다.

6. *흉골횡격막각(costophrenic angle)을 확인한다*. (7) 예각으로 명확하게 구분되어야 한다.

7. *기관을 관찰한다*. 기관(8)을 살펴본다. 기관은 중앙에 위치해야 하지만 대동맥 융기(9) 주위로 약간 오른쪽으로 치우쳐 있다. 기관이 이동했다면 종격동에 문제가 있거나 한쪽 폐에 병변이 있음을 시사한다.

8. *갈비뼈를 세어본다*. 뒤쪽 갈비뼈는 더 뚜렷하고 수평으로 보인다. 앞쪽 갈비뼈는 보기 어렵고 아래쪽을 향하고 있다. 첫 번째 갈비뼈를 찾아야 하는데, 갈비뼈가 폐첨부에 밀집되어 있어서 어려울 수 있다. 첫 번째 갈비뼈의 앞쪽 부분을 찾는 것이 더 쉽다. 이 과정을 거꾸로 따라간다. 첫 번째 갈비뼈의 뒤쪽 부분을 확인하고, 뒤쪽 갈비뼈를 아래쪽으로 세어 볼 수 있다.

9. *뼈를 관찰한다*. 갈비뼈 이외에 견갑골과 척추, 쇄골, 상완골을 자세히 관찰한다. 각 뼈의 가장자리를 따라 골절 부위를 찾는다. 각 뼈 내부에서 검은색 부분을 확인하고 뼈의 밀도를 비교한다. 양쪽 뼈의 밀도는 같아야 한다. 때로는 이미지를 옆으로 돌리면 갈비뼈 골절을 더 쉽게 볼 수 있다.

10. *연조직*. 연조직의 비대나 이상 소견이 있는지 관찰한다.

11. *횡격막 아래 부위 관찰한다*. 횡격막 아래에 공기가 차 있거나 장이 과도하게 확장된 부분이 있는지 확인한다. 복부 병변이 때때로 흉부 증상과 함께 나타날 수 있다.

측면 영상 판독방법

전산화단층촬영(CT)의 등장으로 측면 영상을 촬영하는 일은 드물다. 하지만 CT 영상을 쉽게 이용할 수 없는 곳에서 측면영상을 촬영하는 경우가 있다. 나중에 살펴보겠지만, 측면 흉부 X선 촬영은 CT 검사가 불가능한 경우 병변을 국소화하는 중요한 방법이다. 따라서 측면 영상을 접하게 된다면 다음과 같이 해야 한다.

측면 흉부 X선 촬영은 환자의 오른쪽 또는 왼쪽을 필름에 대고 촬영할 수 있다. 가장 미세한 징후를 제외하고는 어느 방향으로 촬영했는지는 중요하지 않다. 항상 같은 방향으로 필름을 보는 습관을 들이는 것이 좋다. 척추를 오른쪽에, 흉부 앞부분을 왼쪽에 두고 필름을 보는 것이 좋다(그림 2.4). 이렇게 한 후 다음과 같은 순서로 판독한다.

1. 환자 이름과 날짜를 확인한다.
2. 횡격막을 확인한다. 오른쪽 횡격막 반쪽(1)이 흉부 전체를 가로질러 뻗어 있으며 심장 경계를 통과하는 것이 명확하게 보인다. 왼쪽 횡격막 반쪽(2)은 심장의 뒤쪽 경계에 도달하면 사라지는 것처럼 보인다.

   횡격막을 확인하는 또 다른 방법은 위 기포(3)를 관찰하는 것이다. 후전방(PA) 영상을 다시 보고 위 기포(왼쪽 횡격막 아래에 위치)와 왼쪽 횡격막 상단 사이의 거리를 계산한다. 이 거리를 기록한다. 이제 측면으로 돌아가서 위 기포 위로 같은 거리에 있는 횡격막이 왼쪽 횡격막이다.

이제 영상을 판독할 수 있다. 다음 과정을 따라한다.

1. 심장 앞과 위의 폐야를 심장 뒤의 폐야와 비교한다. 밀도는 같아야 한다. 두 부위 모두에 뚜렷한 병변이 없는지 확인한다.
2. 영상에서 가장 검은 부분인 흉골 뒤 공간(4)을 주의 깊게 살핀다. 전방 종격동 종괴가 이 공간을 덮으면 흰색 음영으로 변한다.
3. 수평열구(horizontal fissure)(5)의 위치를 확인한다. 이 선은 희미한 흰색 선으로, 폐문(hilum)의 중간 지점에서 흉벽 앞쪽까지 수평으로 지나간다. 선이 수평이 아니면 수평열구가 변위된 것이다. 사선열구(oblique fissure)(6)의 위치를 확인한

다. 사선열구는 흉추 4/5번(T4/T5) 척추에서 비스듬히 아래쪽으로 지나 폐문을 통과하여 횡격막의 전방 1/3 지점에서 끝난다.

4. 폐문의 밀도를 확인한다. 폐문에 종괴가 생기면 평소보다 더 하얗게 보일 수 있다.
5. 횡격막 모양을 관찰한다. 측면 촬영에서 흉막 삼출액이 더 명확하게 보인다. 흉막 삼출액이 있으면 흉골횡격막각이 앞쪽이나 뒤쪽으로 뭉툭해진다.
6. 척추를 관찰한다. 척추는 뒤쪽으로 갈수록 더 투명(어두워짐)해진다. 모든 척추의 모양, 크기, 밀도가 같은지 확인한다. 척추의 붕괴 또는 다른 척추보다 현저히 밝거나 어두운 척추가 있는지 관찰한다. 이는 뼈 질환을 나타낼 수 있다. 후방 흉골횡격막고랑(constophrenic sulcus)의 경결(consolidation)은 척추체를 비정상적으로 하얗게 보이게 한다.

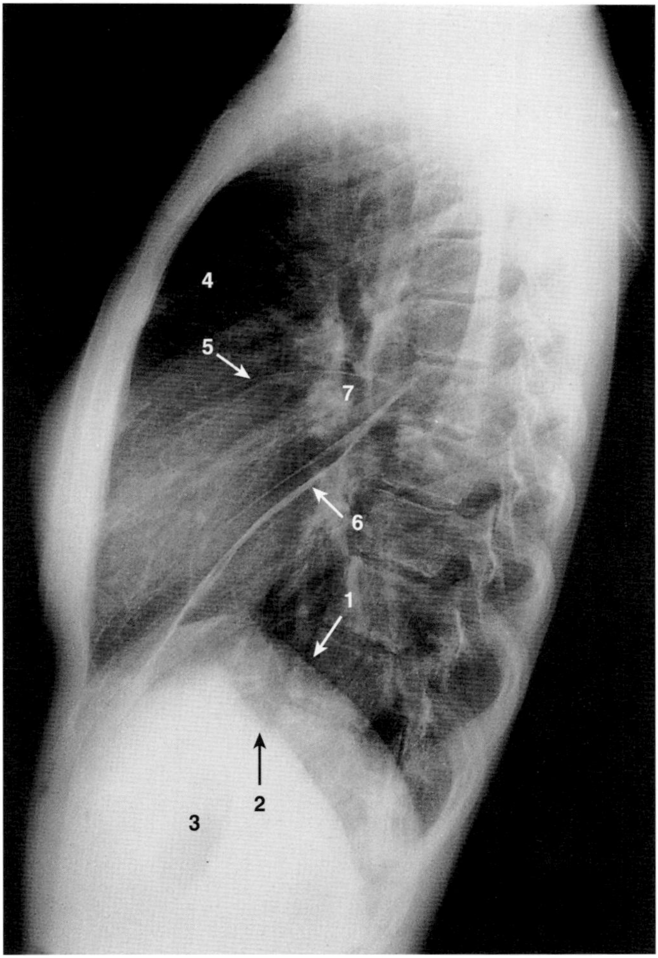

그림 2.4 측면 영상. **(1, 2)** 오른쪽 및 왼쪽 횡격막; **(3)** 위내 공기; **(4)** 흉골 후 공간; **(5)** 수평 열구; **(6)** 사선 열구; **(7)** 폐문.

3

전산화단층촬영 (The CT scan)

흉부 단순 X선 촬영(CXR)은 가장 유용한 영상 기술 중 하나이다. CXR은 2차원 영상이라는 한계가 있어 작거나 미세한 이상 소견을 놓칠 수 있다. 경우에 따라 CXR은 이상 소견을 식별할 수는 있지만, 그 정도에 대한 정보는 제한적이며 자세한 모양을 보여주지 못한다. 또한, CXR은 폐 이상 소견을 발견하는데 특히 유용하지만, 종격동 영상에는 적합하지 않다.

전산화단층촬영(CT scanning)

전산화단층촬영(CT)은 신체의 여러 단면 영상을 촬영한다. 흉부 전산화단층촬영(CT)은 일반적으로 두 종류의 완전한 영상으로 구성된다. 하나는 종격동 구조(폐 영역이 비교적 검게 보임)를 보여주고, 다른 하나는 폐 영역(종격동이 비교적 하얗게 보임)을 보여준다. 이 두 세트를 종격동 영상 창(mediastinal window)과 폐 영상 창(lung window)이라고 한다. 두 세트는 하나의 선형 스케일을 사용하여 고밀도 종격동 구조와 저밀도 폐를 모두 적절하게 표시할 만큼 충분한 회색 음영이 없기 때문에 필요하다. 폐 영상 창에서는 저밀도 구조 범위의 회색 음영이 확장되고, 종격동 영상 창에서는 고밀도 구조 범위의 회색 음영이 확장된다.

전산화단층촬영 유형(Types of CT scan)

흉부 전산화단층촬영에는 두 가지 주요 유형이 있다. 연속 나선형 CT 스캔과 고해상도 CT 스캔이다. 어떤 검사를 요청해야 하는지, 그리고 각 검사의 한계는 무엇인지 파악하기 위하여 두 검사의 차이점을 이해해야 한다. 검사 처방에서 모든 관련 병력을 기록하고, 판독이 필요한 질문을 명확하게 명시하면, 영상의학과 전문의가 가장 적합한 검사를 시행할 가능성이 높아진다.

고해상도 전산화단층촬영(High-resolution CT scanning, HRCT)

이 검사는 전통적으로 부분 검사이므로 흉부 전체를 검사하지 않는다. 이 기법을 사용하면 약 10 mm 간격으로 1~2 mm 두께의 절편을 촬영한다. 얇은 절편을 통해 폐 구조를 매우 자세히 평가할 수 있기 때문에 간질성 폐질환을 진단하는데 매우 유용하다(얇은 조직 절편을 통해 병리학자가 더 자세히 볼 수 있는 것처럼). 하지만 종괴 병변(예: 폐 종양)을 발견하는 데에는 적합하지 않다. 병변이 절편 사이의 공간 중 하나에 발생할 수 있기 때문에 간과될 수 있기 때문이다.

정맥 조영제는 일반적으로 HRCT에 사용되지 않는다. 폐 조영제를 사용하면 폐가 증강되어 병리 소견로 오인될 수 있다.

연속 나선형(spiral CT) 전산화단층촬영

나선형 CT 또는 체적(volumetric) CT라고도 한다. 이 기법에서는 스캐너의 양극이 계속 회전하는 동안 환자가 누워 있는 테이블이 미리 정해진 속도로 이동한다. 이 기법은 7~10초라는 매우 빠른 검사 속도라는 장점이 있다. 고해상 단층촬영(HRCT)처럼 슬라이스 사이에 간격이 있는 것과 달리, 흉부 전체를 스캔하기 때문에 작은 병변을 놓칠 가능성이 적다. 때로는 환자가 호흡이 너무 가빠서 촬영 중에 숨을 쉬게 되어 영상이 흐릿해지면 판독이 어려워질 수 있다.

나선형 CT는 폐암 병기 결정이나 폐색전 검출 등 정맥 조영제 투여가 필요한 경우 사용된다. 조영제 투여 시점은 검사하려는 이상 부위에 따라 달라진다. 예를 들어, 폐색전증 진단의 조영제 투여 시점과 종격동 구조 조영 증강의 조영제 투여 시점이 다르다. 전산화단층촬영을 처방할 때 임상적 세부 정보를 자세히 제공하고 촬영하는 이유를 구체적으로 명시하는 것이 중요하다. 폐색전증 진단을 위해 시행하는 스캔은 폐암의 전체 병기 결정을 위해 시행하는 촬영과 다른 조영제 투여 프로토콜을 사용한다. 적절한 프로토콜을 적용하여야 촬영 영상을 완전히 판독할 수 있다.

복합 영상(Combined imaging)

대부분의 전산화단층촬영은 나선형 영상으로 획득할 수 있다. 동일한 데이터 세트를 사용하여 고해상도 검사 결과를 얻을 수 있다. 환자가 HRCT만 필요한 경우, 복합 영상은 환자에게 더 높은 방사선량을 노출시키므로 HRCT 단독으로 처방해야 한다.

영상 판독(Interpreting the images)

전산화단층촬영 판독에는 상당한 전문 지식이 필요하다. 영상의학과 전문의가 판독한다. 영상의학과 전문의는 영상 판독 경험뿐만 아니라, 시상면(sagittal) 및 관상면(coronal), 횡단면(cross-sectional) 및 3차원 영상 등 다양한 형태로 영상을 표시할 수 있는 소프트웨어를 활용할 수 있다. 이 책에 포함된 CT 영상은 병동, 응급실 또는 외래 환자 진료 시 가능성이 높은 상황을 보여주기 때문에 선택되었다. 전산화단층촬영 판독 방법에 대한 기본적인 지식을 얻는데 도움이 될 것이다.

흉부 전산화단층촬영 판독법

복잡하지만, 몇 가지 기본적인 해부학적 구조를 익히면, 나머지는 나중에 지식을 확장할 수 있다. 일반 CXR과 마찬가지로, 판독할 계획표를 갖는 것이 중요하다. 해부학적 구조를 최대한 단순화하는 방법으로 CT 스캔의 주요 단면의 기본 구조를 익힌다. 단면과 구조를 파악한 후에는 연속된 단면을 관찰하여 흉부를 위아래로 따라가면서 판독할 수 있다.

종격동 영상창(The mediastinal windows)

먼저 종격동 영상창을 관찰한다. 그림 3.1A~F는 확인해야 할 주요 단면 영상을 보여준다. 각 단계의 해부학적 구조를 이해하면 CT 영상을 쉽게 이해할 수 있다.

그림 3.1A에서 어깨 관절 높이에서 C1 척추를 통해 촬영한 단면을 볼 수 있다. 그림 3.1B는 흉골(manubrium) 높이에서 촬영한 것으로, 흉골은 앞쪽에서 평평한 뼈로 보인다(1). 종격동 내에 원형 구조인 여러 혈관을 볼 수 있다. 이러한 혈관의 해부학적 구조를 알아야 한다. 그림 3.1C에서 대동맥궁 높이에서 촬영한 단면을 볼 수 있다. 앞쪽에 흉골이 보인다.

그림 3.1D의 단면은 역 Y자 모양으로 보이는 주 폐동맥 높이에서 촬영하였다. 그림 3.1E에서 단면은 심장 아래쪽 영상이다. 우심실 벽은 좌심실 벽보다 얇다. 이 높이에서 폐 내부에 여러 개의 작은 회색/흰색 영역을 볼 수 있다(3, 4). 이것이 폐동맥과 폐정맥이다. 그림 3.1F에서는 폐 아랫부분의 단면 영상이다. 이제 간을 볼 수 있다.

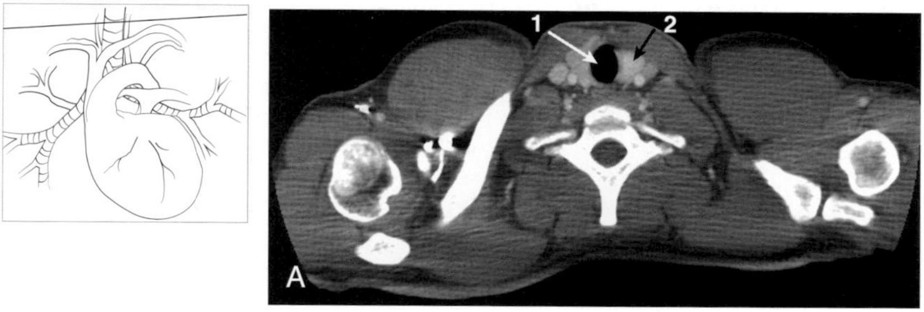

그림 3.1 (A) 앞쪽 중앙의 기관은 공기로 가득 찬 어두운 구조로 나타난다**(1)**. 기관 주변의 흰색 부분은 갑상선으로, 요오드를 많이 함유하고 있어 흰색으로 보인다**(2)**.

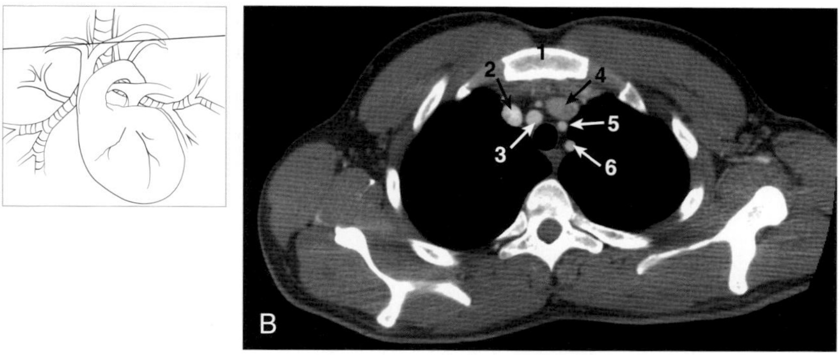

그림 3.1 (B) 환자의 오른쪽부터 첫 번째 구조는 오른쪽 상완두 정맥(brachiocephalic vein)**(2)**이다. 이 정맥의 내측에는 상완두 동맥**(3)**이다. 기관 바로 전외측에는 왼쪽 상완두 정맥**(4)**이다. 왼쪽에 있는 두 개의 작은 혈관은 왼쪽 총경동맥**(5)**과 그 뒤를 잇는 왼쪽 쇄골하 동맥**(6)**이다. 흉골**(1)**은 앞쪽에서 볼 수 있다.

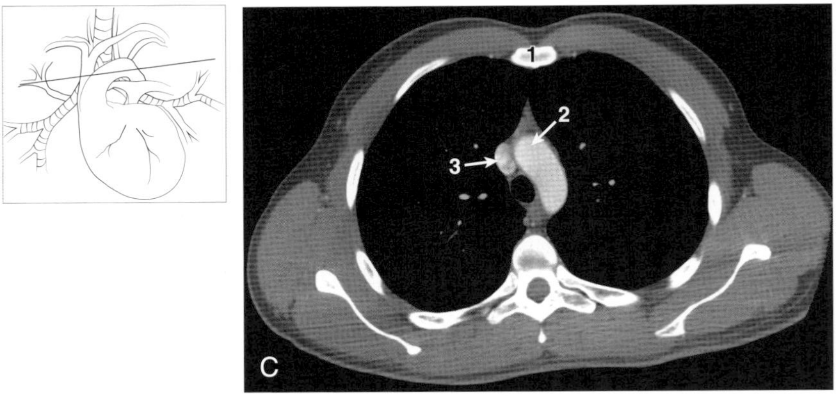

그림 3.1 (C) 가장 눈에 띄는 구조는 대동맥궁**(2)**으로, 흰색의 길쭉한 구조로 나타난다. 기관은 여전히 보인다. 그 옆, 오른쪽에는 타원형 구조를 가진 상대정맥**(3)**이 있다. 흉골은 앞쪽에서 볼 수 있다**(1)**.

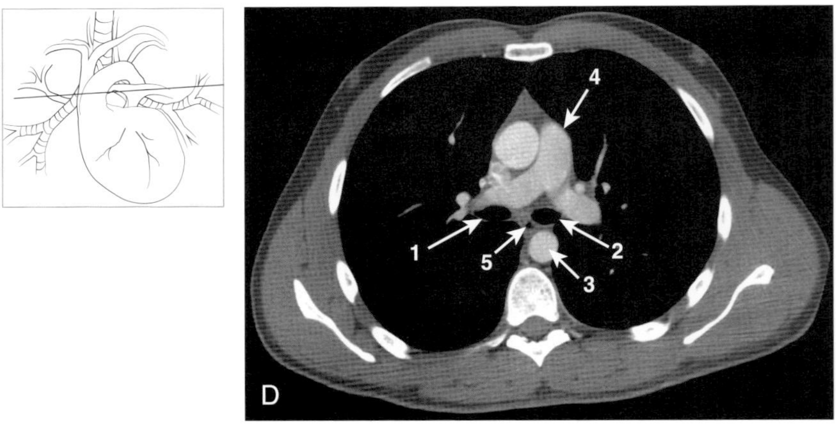

그림 3.1 (D) 주 폐동맥줄기**(4)**가 좌우 폐 가지로 갈라지는 모습. 기관은 이 위치에서 좌우 기관지로 갈라졌기 때문에 더 이상 보이지 않는다**(1, 2)**. 다른 주요 혈관 구조는 상행 대동맥과 하행 대동맥이다. 상행 대동맥은 앞쪽에, 하행 대동맥**(3)**은 척추 옆 뒤쪽에 있다. 하행 대동맥 앞의 아주 작은 검은 구멍은 식도**(5)**이다.

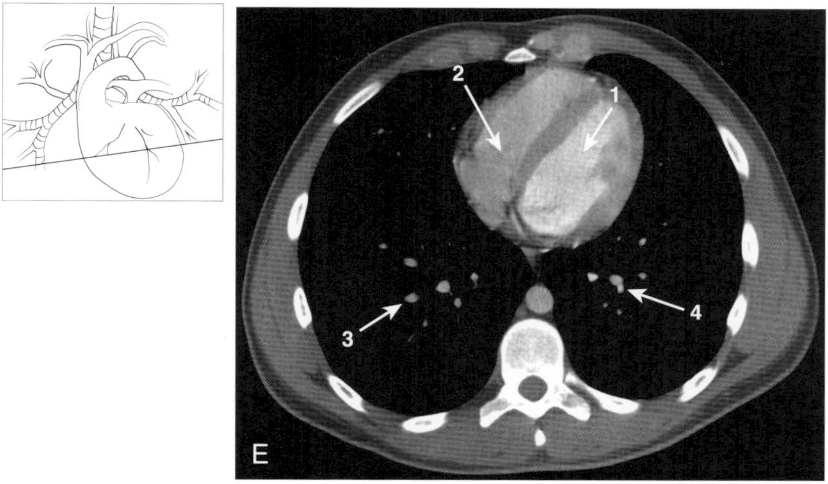

그림 3.1 (E) 좌심실은 환자 좌측의 흰색으로 채워진 부분이다**(1)**. 흰색 부분 주변에 두꺼운 벽이 나타난다. 우심실**(2)**은 환자 우측 앞쪽에 보인다. 폐동맥과 폐정맥도 보인다**(3, 4)**.

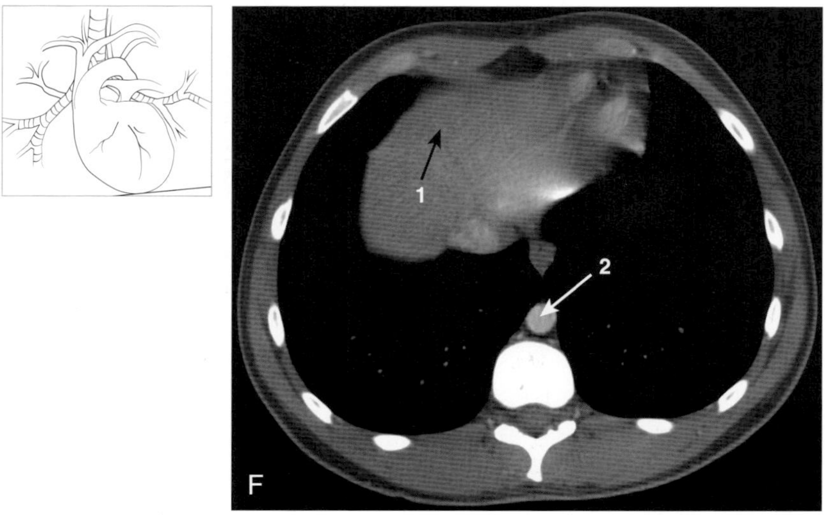

그림 3.1 (F) 간 음영이 보인다**(1)**. 하대정맥이 보인다. 척추 앞쪽의 혈관은 하행 흉부 대동맥이다**(2)**.

림프절 영상

흉부 전산화단층촬영은 확대된 종격동 림프절 및 기타 림프절을 관찰하는데 매우 민감한 검사이다. **CXR**에서 림프절을 관찰하려면 림프절은 상당히 커져야 한다.

림프절은 타원형 모양을 띠는 경향이 있으며, 분명히 분리된 구조이다. 반면, 혈관은 인접한 단면에서 볼 수 있는 더 작거나 큰 혈관 가지들과 연결되어 있다. 조영제를 강화한 스캔에서 혈관이 림프절보다 더 하얗게 보인다. 림프절은 중앙에 지방이 포함되어 있어 중앙의 밀도가 낮은 부위를 갖는 경우가 많다.

염증이 있거나 악성 림프절은 확장된다. 림프절의 가장 짧은 지름이 **10 mm** 이상일 때 확대되었다고 정의한다.

림프절은 아래와 같이 종격동의 특정 부위에 위치한다.

a. 기관 주변, 여러 단면 부위
b. 대동맥궁(Aortic arch) 아래
c. 기관 분기부(carina라고 함) 앞과 주변
d. 폐문(hila) 근처, 폐동맥과 폐정맥 주변

주요 림프절 그룹은 그림 3.2~3.4에 나와 있다.

뼈 및 기타 연조직

폐 주변의 뼈와 연조직을 관찰하기 위하여 종격동 창(mediastinal window)을 확인한다. 골절과 전이를 고려해야 하므로 뼈 표면이 연속적인지 확인한다. 연조직도 확인한다. CT를 통해 피부와 피하 지방, 그리고 근육을 볼 수 있다.

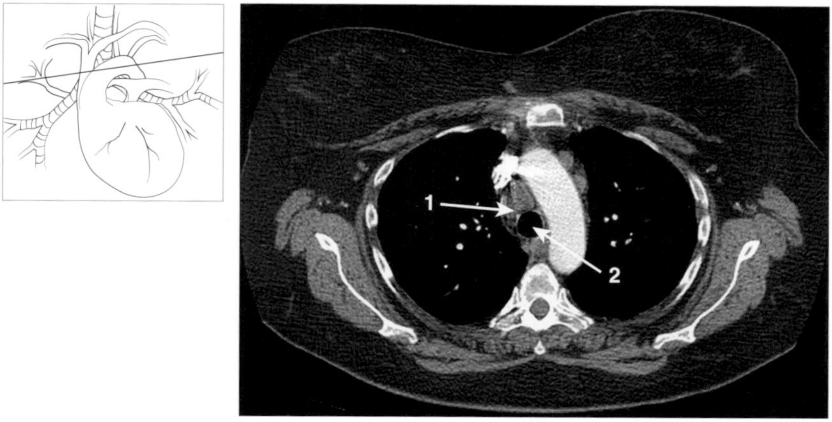

그림 3.2 기관 오른쪽에 위치한 큰 결절**(1)**을 보여준다. 기관은 검은 구멍**(2)**으로 보인다. 이 결절들은 기관 옆에 위치하기 때문에 기관주변부 결절이다.

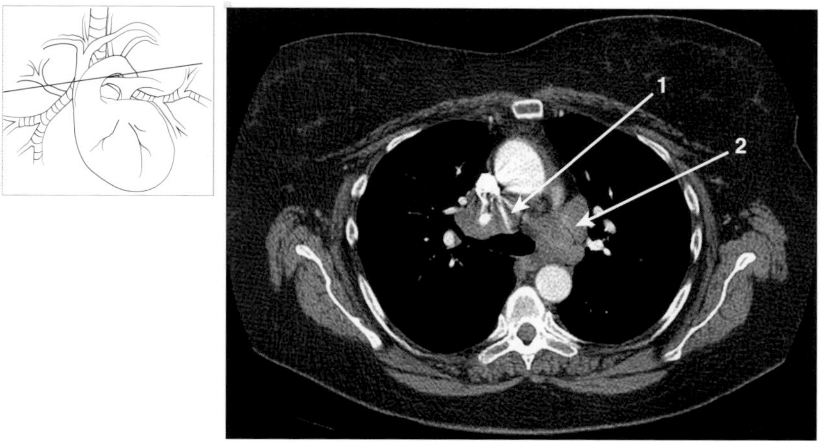

그림 3.3 기관분기부(CARINA) 위치 영상. 두 무리의 림프절을 볼 수 있다. 첫 번째 무리**(1)**는 기관분기부 앞쪽, 즉 기관의 아래쪽 끝에 위치한다. 이들을 하부 기관주변 림프절이라고 한다. 두 번째 무리**(2)**는 상행 대동맥과 하행 대동맥 사이, 대동맥궁 바로 아래에 위치한다. 이들을 대동맥-폐 림프절이라고 한다.

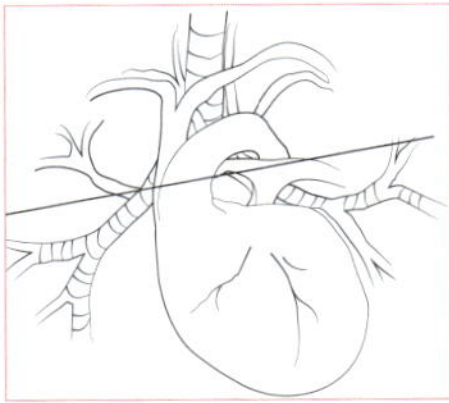

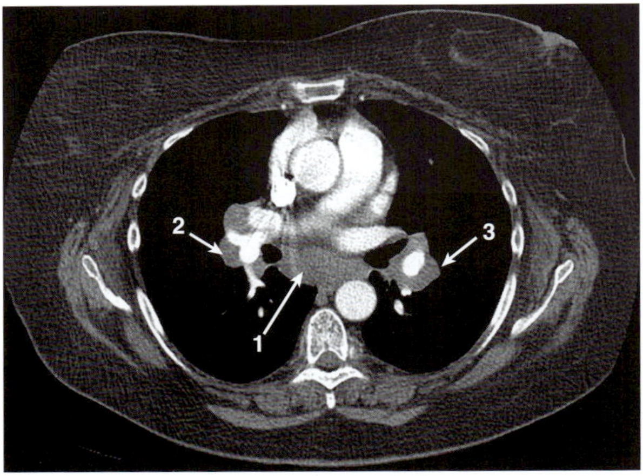

그림 3.4 기관분기부 하부 영상. 오른쪽과 왼쪽 주기관지를 볼 수 있다. 세 무리의 확대된 결절들이 있다. 첫 번째 무리는 기관분기부 바로 아래, 오른쪽과 왼쪽 기관지 사이에 위치한다 **(1)**. 이 결절들을 기관분기부하 결절이라고 한다. 나머지 두 무리는 오른쪽**(2)**과 왼쪽**(3)** 기관지 측면에 위치하며, 폐문 결절이라고 한다. 폐문 결절은 폐동맥 분지 옆에 위치하며, 폐동맥은 조영제를 포함하고 있어 흰색 구조물로 보인다. 이는 림프절과 혈관을 구분하기 위해 조영제를 사용하는 것이 중요함을 보여준다.

폐 영상 창(The lung windows)

이제 폐 영상 창을 살펴본다(그림 3.5A–H 참조). 병변을 국소화하기 위해 폐엽 구별 방법을 알아야 한다.

그림 3.5A~C에서 기관(1)을 확인할 수 있다. 기관분기부(2)에서 왼쪽(3)과 오른쪽(4) 주기관지로 갈라질 때까지 아래로 따라간다.

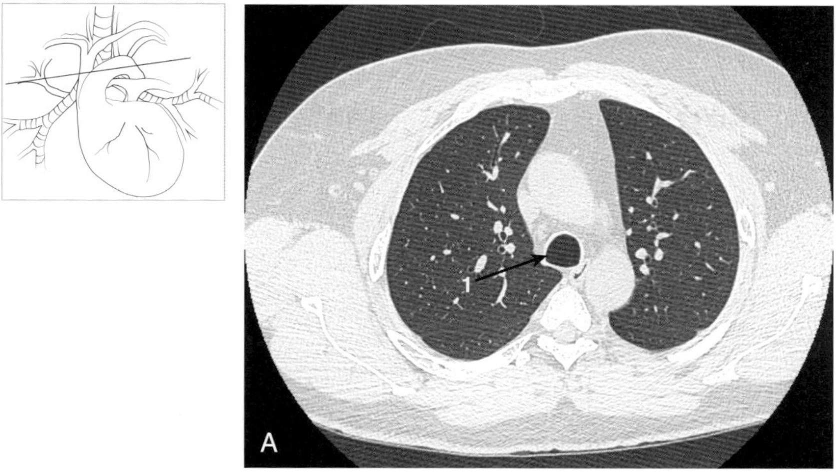

그림 3.5 **(A)** 기관 **(1)**.

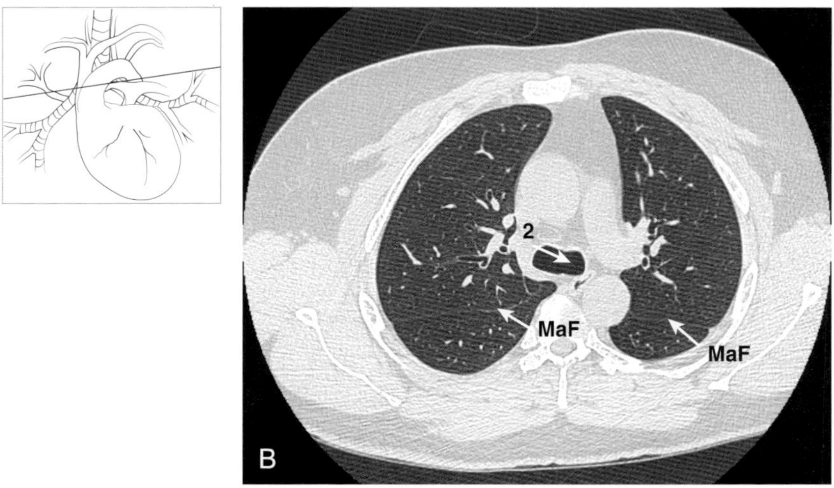

그림 3.5 **(B)** 좌우에 주요(사선)열구(MaF)와 기관 분기부**(2)**.

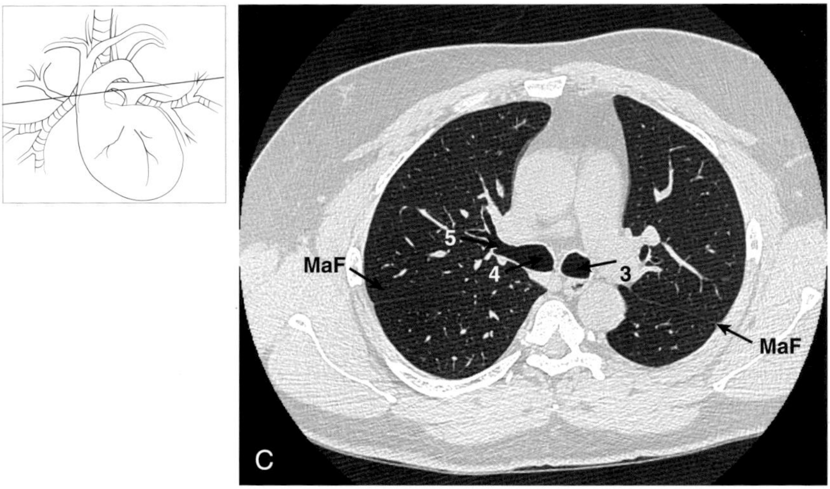

그림 3.5 (C) 좌우 주기관지**(3, 4)**와 상엽기관지**(5)**.

주기관지를 확인하려면 그림 3.5C~F를 참조한다. 그림 3.5C에서 오른쪽 주기관지가 갈라져 타원형의 검은색 관인 상엽 기관지(5)를 형성한다. 남은 기도는 이제 중간 기관지(6)라고 한다. 이는 앞쪽 가지인 중엽 기관지(8)를 형성하고, 나머지는 아래쪽과 뒤쪽으로 이어져 하엽 기관지(9)를 형성한다.

그림 3.5G에서 왼쪽은 상엽 기관지가 설상엽(lingular segment)(7)으로 가는 기도를 형성하고, 하엽 기관지는 그대로 남아 있다(10). 심장이 차지하는 공간 때문에 왼쪽 하엽이 오른쪽보다 작다는 점을 기억한다.

기관지를 따라가면 폐의 주요 폐엽을 확인할 수 있다. 폐엽은 열구(fissure)로 둘러싸여 있다. 각 폐엽의 경계를 파악하기 위해서는 열구를 확인해야 한다. 열구의 모양은 단면 두께에 따라 다르다. 고해상 단층촬영(HRCT)에서 열구는 얇은 흰색 선으로 나타난다. 단면이 두꺼운 나선형 CT에서는 얇은 흰색 선이 종종 사라진다. 각 폐로 가는 혈액 공급은 폐문(hilum)에서 시작되며, 폐 주변으로 갈수록 혈관 분지가 작아진다. 따라서 단면이 두꺼운 CT에서는 흰색 선 대신 어두운 선형 줄무늬가 보인다. 열구를 가로지르는 혈관은 보이지 않는다.

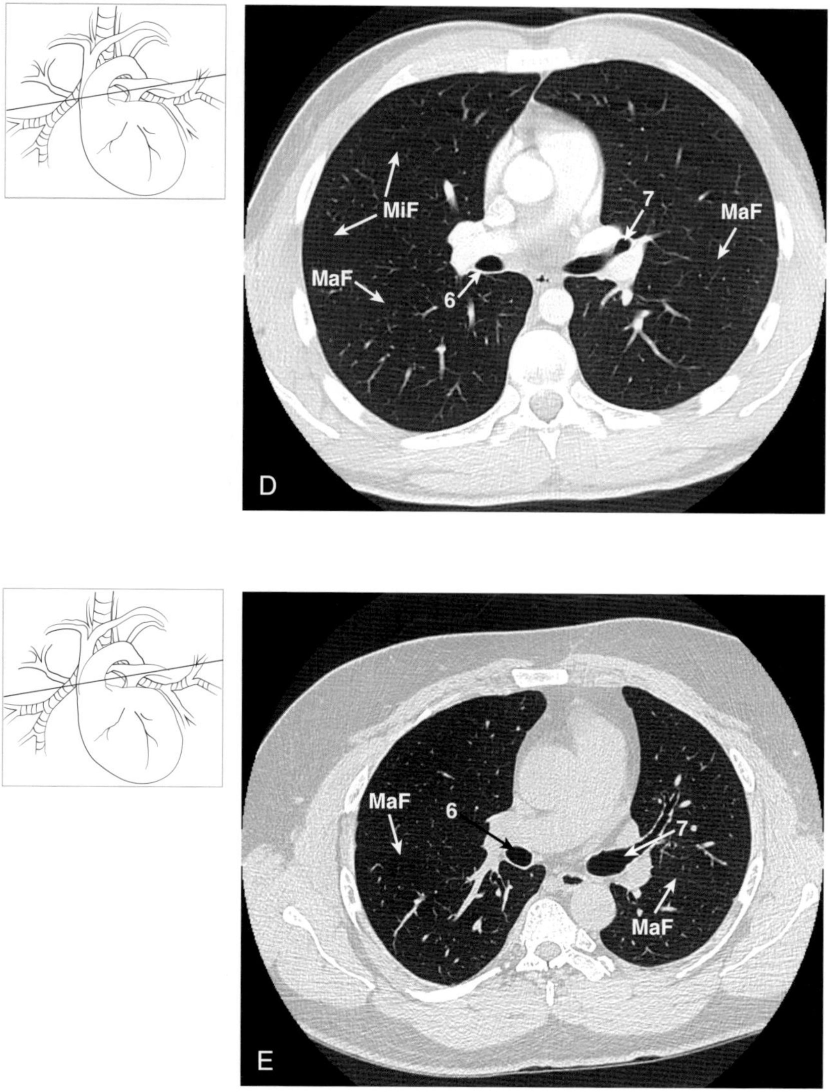

그림 3.5 (D, E) 소열구(수평열구, MiF), 중간기관지**(6)** 및 좌상엽기관지**(7)**.

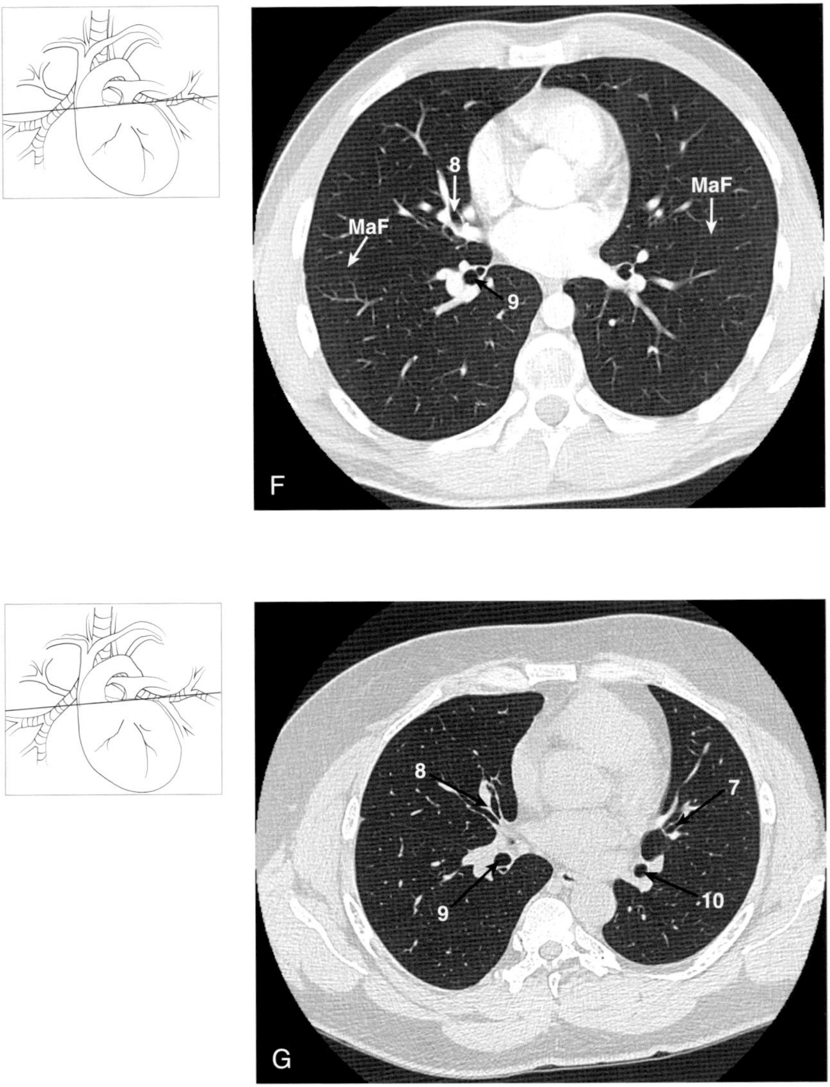

그림 3.5 (F, G) 상엽 기관지는 설상엽**(7)**으로 가는 기도를 생성한다. 중엽 기관지**(8)** 및 하엽 기관지**(9, 10)**.

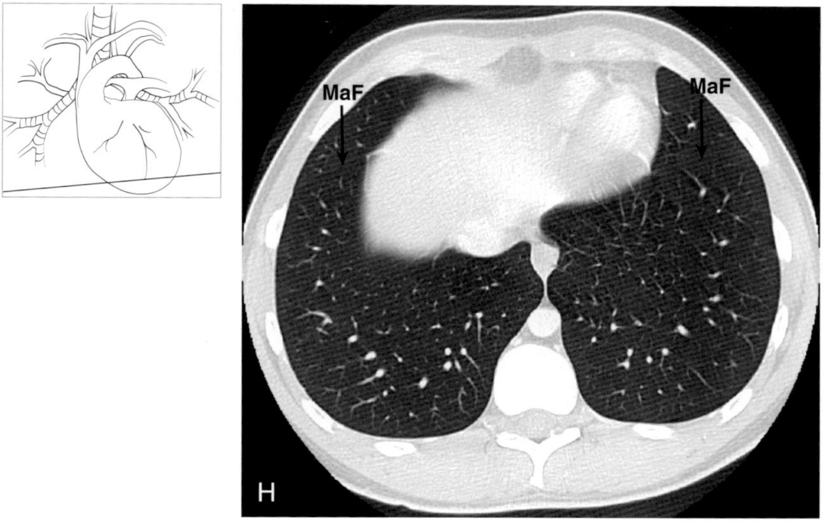

그림 3.5 (H) 오른쪽과 왼쪽 주요(사선) 열구(MaF)가 보인다.

좌우의 대열구(Major Fissure)과 오른쪽의 소열구(Minor Fissure)을 확인한다(그림 3.5D). 단면을 따라 위아래로 열구의 경로를 따라갈 수 있다(그림 3.5A–H). 왼쪽에서 대열구는 상엽과 하엽을 분리한다. 오른쪽에서 대열구는 하엽을 폐의 나머지 부분과 분리하고, 소열구는 상엽과 중엽을 분리한다. 소열구는 발견하기 어려울 수 있다.

이제 폐의 가장자리를 살펴본다. 정상 흉막은 너무 얇아서 보이지 않아야 한다. 여기에 밀도가 있다면 비정상이다.

기관지를 식별하는 것은 병변이 어느 폐엽에 있는지 확인하기 위하여 중요하지만, 종양이나 흡인된 이물질이 있을 수 있으므로 기관지 내부도 살펴보아야 한다.

인공 음영 (Artefacts)

영상에서 혼동을 일으킬 수 있는 여러 가지 인공음영이 관찰된다. 이러한 인공음영은 환자의 호흡이나 테이블 위에서 움직임과 관련이 있을 수 있으며, 이는 영상을 흐리게 만든다. 또한 심장의 움직임이 있을 수 있으며, 이는 심장에 가장 가까운 폐의 모습을 흐리게 만들 수 있다.

조영제를 주입할 때 정맥을 통해 우심장으로 매우 진한 조영제가 보인다. 이러한 밀도, 특히 상대정맥에 있는 조영제는 인접 구조물에 흰색 줄무늬를 발생시킨다. 이를 줄무늬 인공음영(streak artefact)이라고 하며, 때로는 중요한 정보를 흐리게 만들 수 있다. 이를 방지하기 위해 영상의학과 전문의는 때때로 식염수를 추가로 주입하여 조영제를 씻어낸다. 척추 고정 장치와 같은 금속 구조물 또한 심각한 줄무늬 인공음영을 유발할 수 있다.

4

측면 흉부 영상 (The lateral chest X-ray)

폐 영상(The lungs)

병변이 무엇인지 아는 것 외에도 폐 내 병변의 위치를 아는 것이 중요하다. 병변은 컴퓨터단층촬영(CT)을 통해서 정확하게 국소화할 수 있지만, 흉부 X선 촬영을 통해 병변

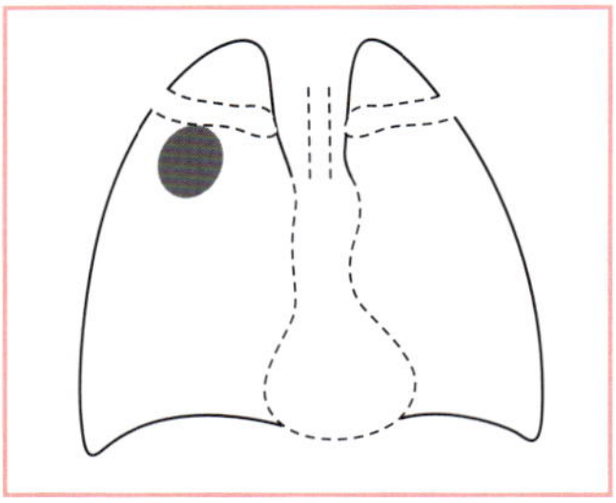

그림 4.1 흉부 X선 촬영은 우측 상부 영역 종괴 병변을 보여준다. **(A)** 후전방 영상에서 종괴는 수평 열구 위에 있다**(1)**.

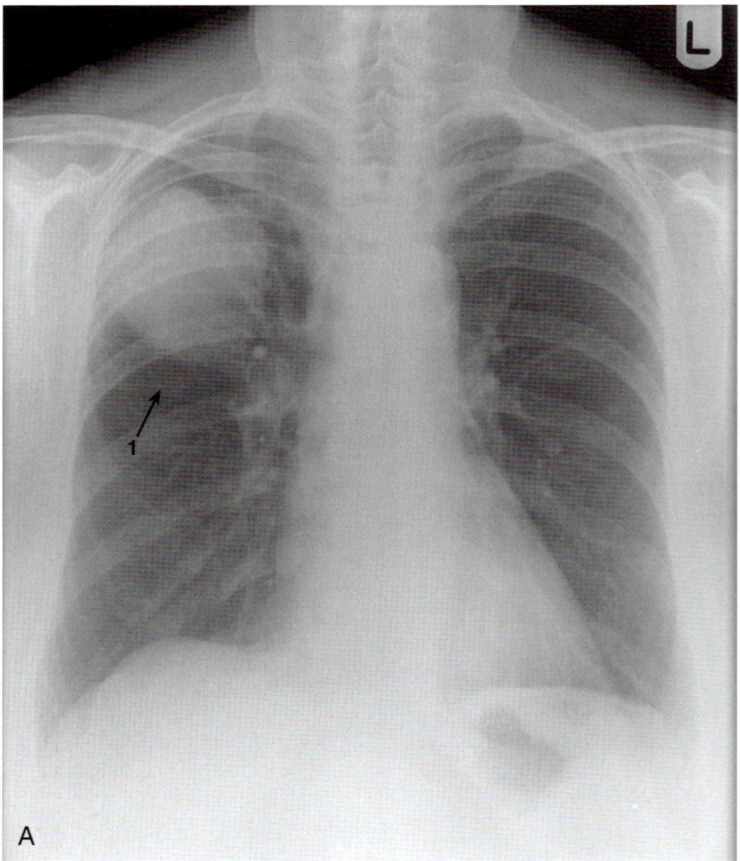

의 위치를 대략적으로 파악할 수 있다. CT 촬영을 요청할 수 없는 경우, 측면 X선 촬영을 이용하여 병변의 위치를 더욱 정확하게 확인할 수 있다.

측면 흉부 X선 영상을 보면 병변의 위치를 예측하는데 매우 유용한 단서를 얻을 수 있다(그림 4.1A, B).

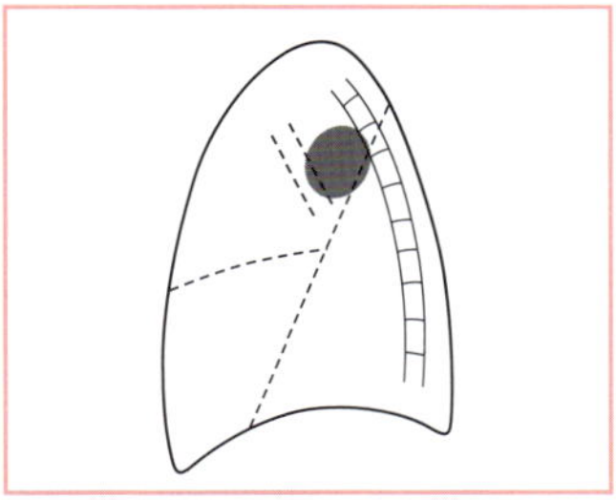

그림 4.1 측면 X선 영상**(B)**에서 종괴가 사선 열구 앞에 있고 수평 열구**(2)** 위에 있다. 따라서 종괴는 우상엽에 있다.

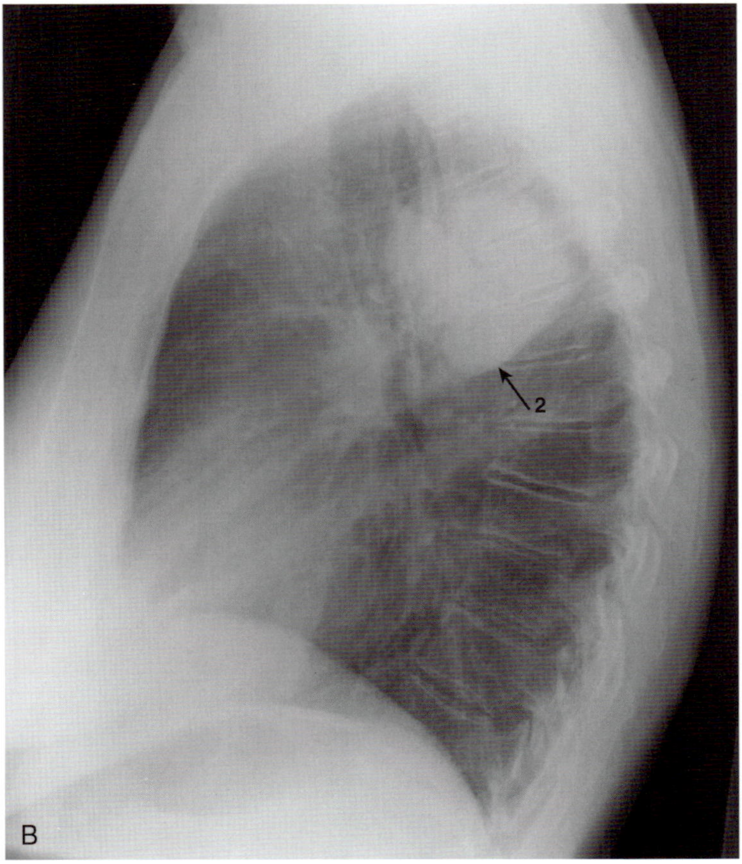

1. 병변의 위치는 구역(zone)으로 설명할 수 있다. 위쪽 구역(upper zone)은 두 번째 갈비뼈의 오른쪽 앞쪽 경계 위에 있고, 중간 구역(middle zone)은 두 번째와 네 번째 갈비뼈의 오른쪽 앞쪽 경계 사이에 있으며, 아래쪽 구역(lower zone)은 네 번째 갈비뼈의 오른쪽 앞쪽 경계와 횡격막 사이에 있다. 이는 설명하기에 유용하지만 폐엽에 대한 정보는 제공하지 않는다.
2. 병변의 경계를 살펴보자. 병변이 조밀한(흰색) 구조물 옆에 있는 경우 병변과 해당 구조물 사이의 경계가 사라진다. 이를 실루엣 징후라고 한다. 따라서 병변이 오른쪽 폐에 있고 심장 경계의 일부를 가리는 경우 오른쪽 중엽에 있는 것이다. 횡격막 경계를 가리는 경우 오른쪽 하엽에 있는 것이다.

CT 촬영을 요청할 수 있는 경우, 측면 필름은 필요하지 않다(CT 촬영 영상을 이용한 국소화에 대한 내용은 3장 참조). 하지만 CT 촬영을 요청할 수 없는 경우, 다음 단계를 통해 측면 X선 영상을 사용하여 병변을 국소화 할 수 있다.

병변이 우측 폐에 있는 경우:

1. 사선열구(oblique fissure)를 확인한다(39p 참조). 병변이 사선열구 뒤쪽에 있는 경우, 후전방(PA) 필름에서 아무리 높게 나타나더라도 폐하엽 내에 있다.
2. 병변이 사선열구 앞쪽에 있는 경우, 상엽 또는 중엽에 있을 수 있다. 수평 열구를 확인한다(19p 참조). 병변이 수평 열구 아래에 있는 경우 중엽에 있다. 병변이 수평열구 위에 있는 경우 상엽에 있다.

병변이 좌측 폐에 있는 경우:

1. 사선열구를 확인한다. 사선열구 뒤에 있다면 하엽에 있다. 사선열구 앞에 있다면 상엽에 있을 것이다. 왼쪽에는 중엽이 없다!

심장 영상 (The heart)

심장 모양의 이상을 완전히 평가하려면 심장 음영의 구성을 이해하는 것이 중요하다. 그림 4.2A, B와 그림 4.3A, B를 살펴보자.

1. 오른쪽 심장 경계를 보고 횡격막에서 위쪽으로 따라간다. 횡격막에서 폐문까지 심장 경계는 우심방 가장자리에 해당한다(1). 폐문에서 위쪽으로, 상대정맥에 의해 형성된다(2).

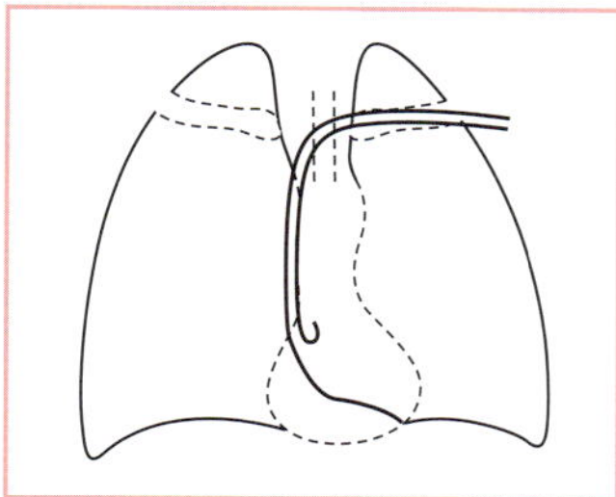

그림 4.2 (A) 심방**(A)**과 심실(V)에 심장박동기 선 음영이 있고, 심장박동기 음영이 좌측 전방 흉부에 있는 환자의 영상(1-6). **(1)** 우심방; **(2)** 상대정맥; **(3)** 좌심실; **(4)** 좌심방 부속물; **(5)** 폐동맥; **(6)** 대동맥궁.

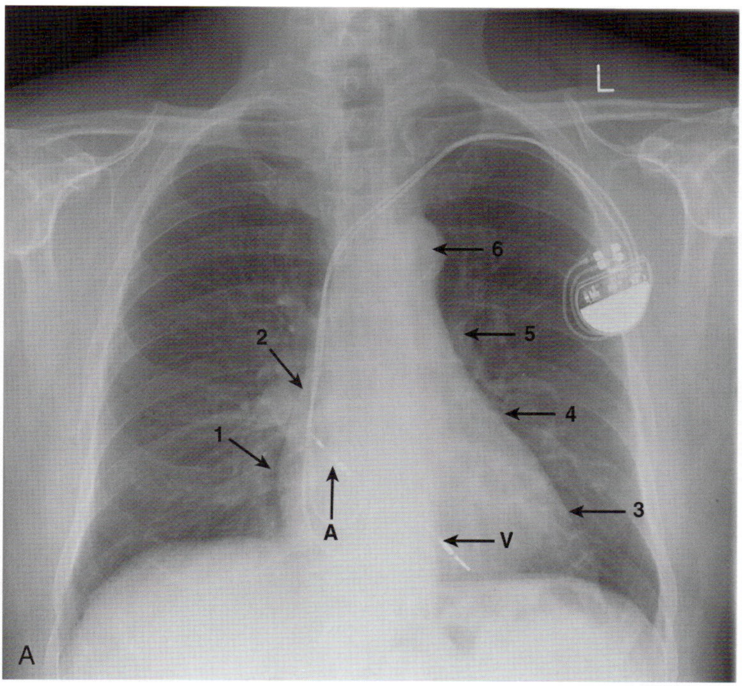

2. 횡격막에서 위쪽으로 왼쪽 심장 경계를 따라간다. 횡격막에서 왼쪽 폐문까지 좌심실로 구성된다(3). 왼쪽 경계는 왼쪽 폐문 아래쪽에서 오목하며, 여기서는 좌심방 부속기로 구성된다(4). 좌심방이 확장되면 이러한 오목함은 사라지고, 왼쪽 심장 경계가 곧게 펴지고 때로는 이 지점에서 볼록한 영상을 보인다. 폐문 높이에서 경계는 폐동맥(5)과 그 위로 대동맥궁(6)으로 구성된다.

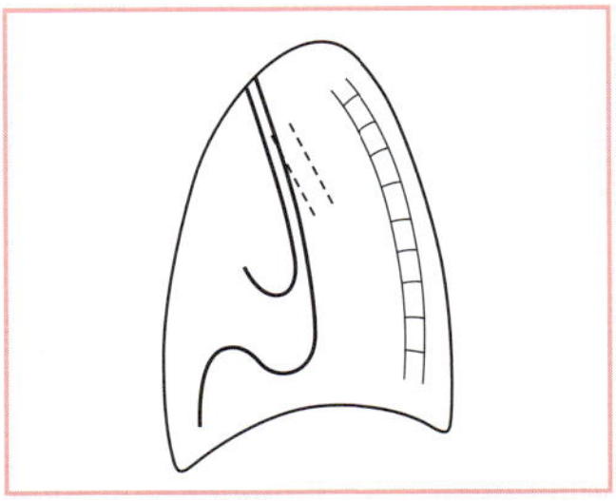

그림 4.2 (B) 심방 도자선은 우심방 부속물에 부착되고, 심실 도자선은 삼첨판을 가로질러 우심실 벽에 부착된다. **(7, 8)** 좌심실과 우심실.

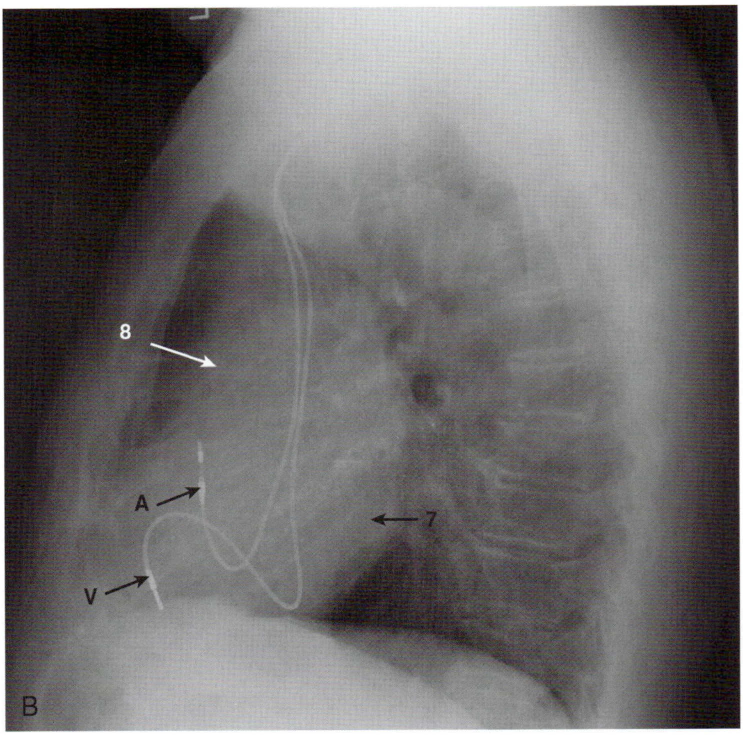

측면 촬영은 유용하다. 심장 그림자의 후방 경계는 좌심실(7)로, 전방 경계는 우심실(8)로 구성된다. 예를 들어(그림 4.3A, B 참조), 판막 치환술이 승모판막 치환술인지 대동맥판막 치환술인지 확인하려면, 심장첨부에서 폐문(hilum)까지 가상의 선을 그어 본다. 치환된 판막이 이 가상 선 위에 있으면 대동맥판막이다. 치환된 판막이 이 가상 선과 같거나 아래에 있으면 승모판막이다.

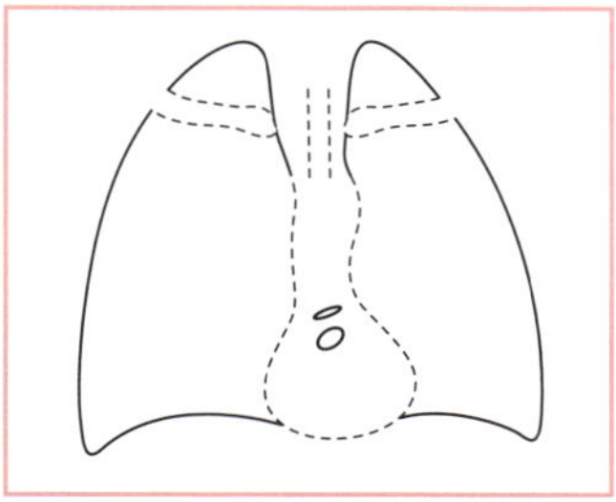

그림 4.3 (A) 인공 대동맥 판막과 (M) 승모판이 있는 환자의 영상으로 **(A)** 전후방 및 **(B)** 측면 영상에서 위치를 보여준다.

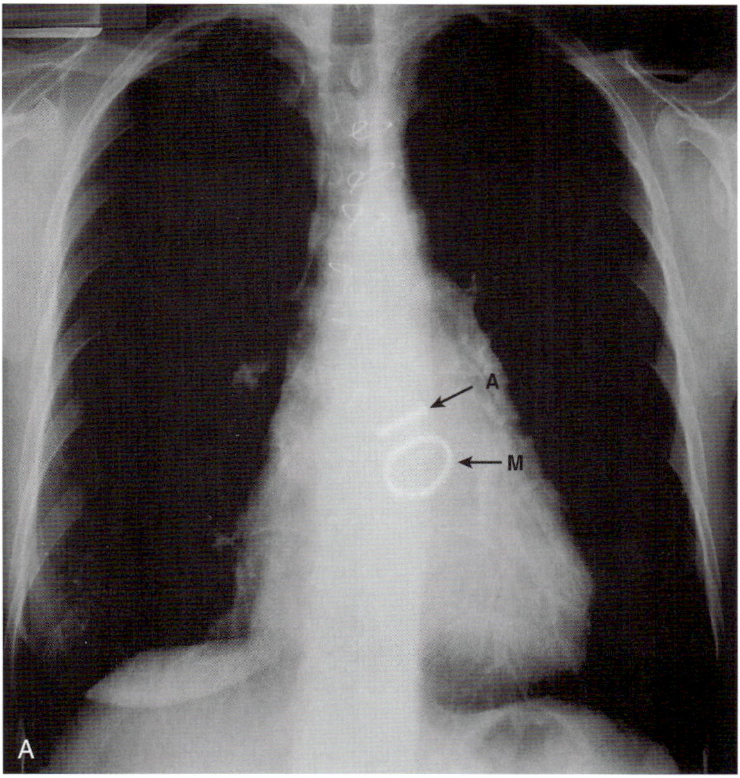

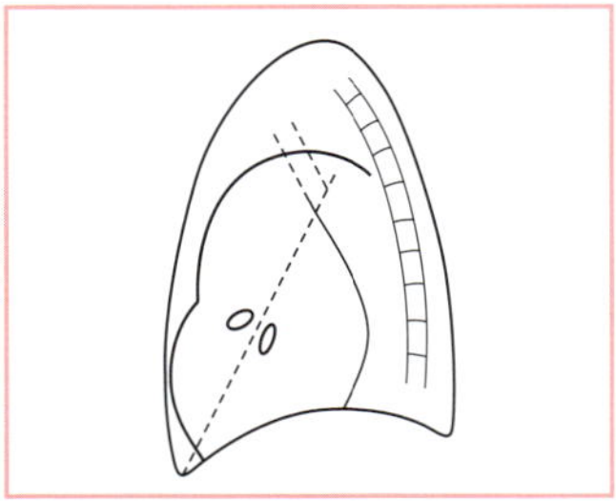

그림 4.3 **(B)**

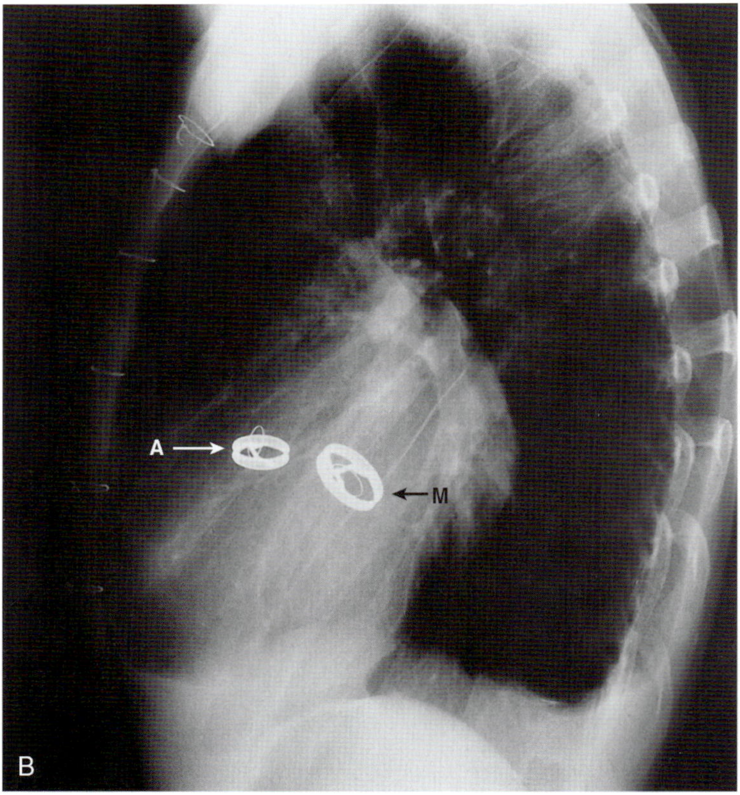

5

백색 폐 음영 (The white lung field)

폐 허탈(Collapse)

폐 허탈은 X선 촬영에서 백색 폐 음영이 관찰되는 중요한 원인이다(그림 5.1-5.5). 백색 폐 음영을 발견하면 폐 허탈을 시사하는 소견을 면밀히 살펴보는 것이 중요하다. 폐 허탈이 나타나면 심각한 병리학적 소견을 시사하기 때문이다.

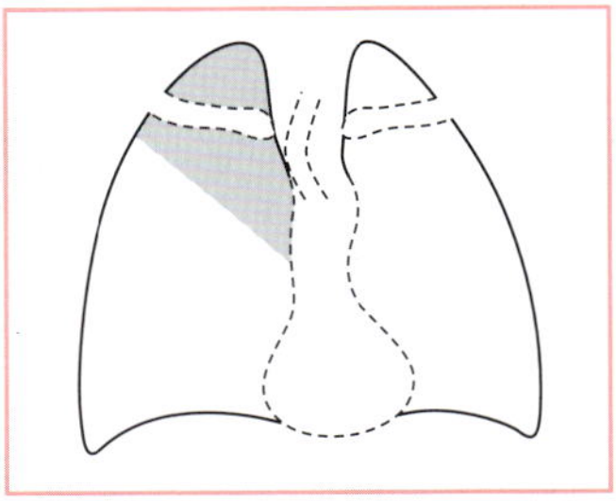

그림 5.1 우상엽 폐허탈. **(A)** 우폐의 윗부분에 백색 음영이 있다. 이 영역은 직선 하연을 가지고 있다. 이는 허탈된 상엽에 의해 위쪽과 안쪽으로 당겨진 수평열구이다. 오른쪽 내경정맥 중심정맥관 삽입관을 확인한다.

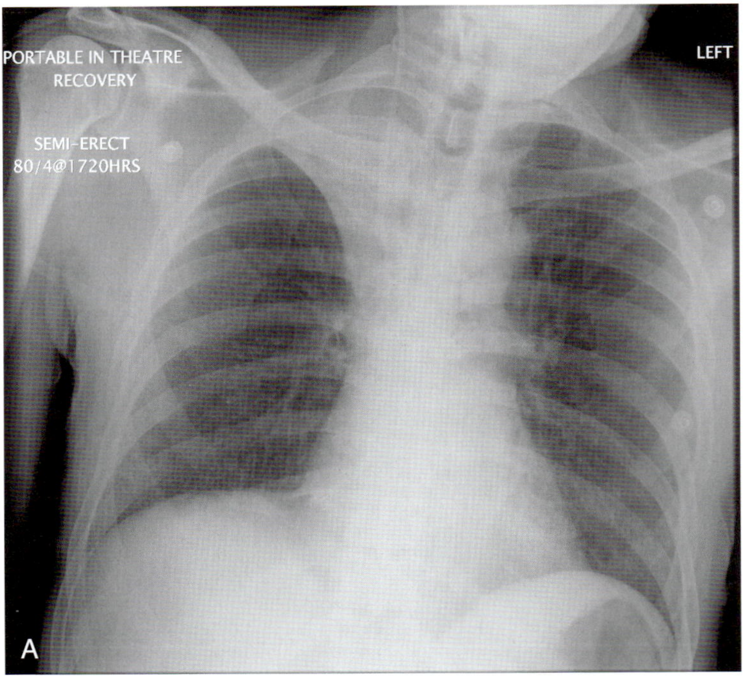

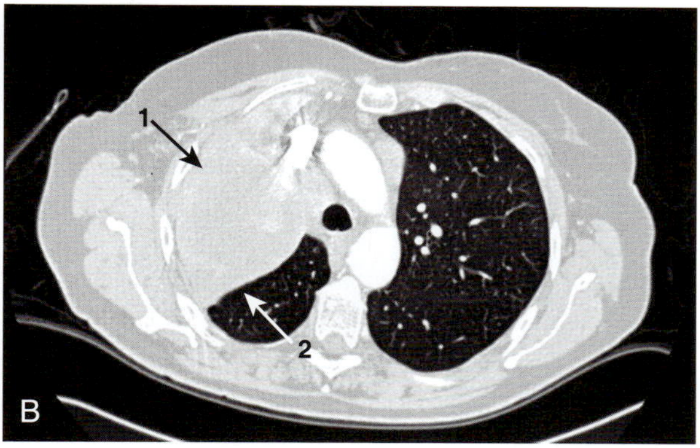

그림 5.1 (B) 우상엽 폐허탈. CT 스캔의 폐 영상 창에서 우상엽 폐허탈이 나타나는 모습을 보여준다. 오른쪽 흉부**(1)**의 앞쪽에 뚜렷한 백색 음영이 있다. 이 영역은 뒤쪽으로 사선열구**(2)**로 경계 지어진다. 우하엽의 정상 폐와 왼쪽 폐는 내부에 공기가 차 있어 검게 보인다.

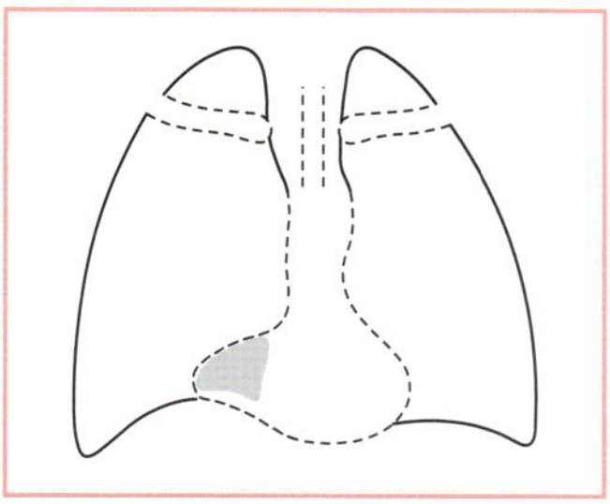

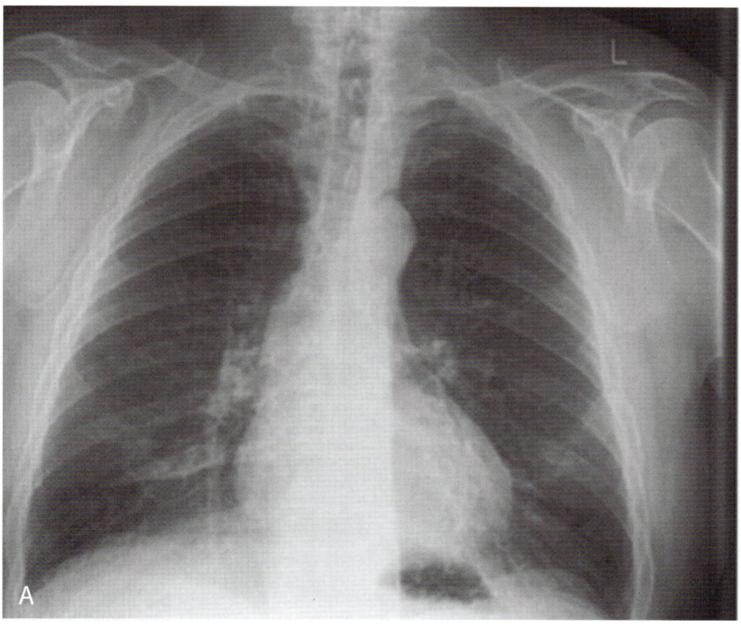

그림 5.2 (A) 경미한 우중엽 폐허탈. 우측 심장 경계 및 종격동 구조와 섞여 있는 미세한 삼각형 모양의 백색 영역이 있다. 이는 경결로 오인될 수 있지만, 명확한 공기-기관지 음영(air-bronchogram)은 없다.

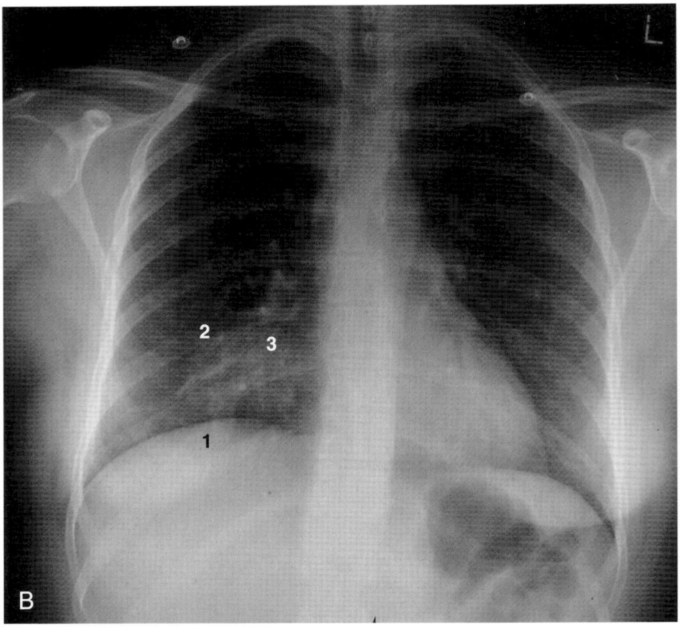

그림 5.2 (B) 명확한 우중엽 허탈 사례. 오른쪽 횡격막은 약간 상승되어 있고**(1)**, 수평열구 **(2)**는 정상보다 낮다. 허탈된 우중엽 아래쪽 영역**(3)**의 위쪽 부분이 흐릿하게 하얗게 보이는 것을 볼 수 있으며, 이로 인해 오른쪽 심장 경계가 불분명하다.

폐 허탈은 폐의 해당 부위 부피 감소로 이어지며, 이로 인해 정상적인 방사선 기준 지표가 왜곡된다. 폐 허탈을 진단하려면 이러한 각 지표를 주의 깊게 살펴보고 올바른 위치에 있는지 확인한다. 측면 X선 촬영과 후전방(PA) 촬영을 함께 확인해야 할 수도 있다.

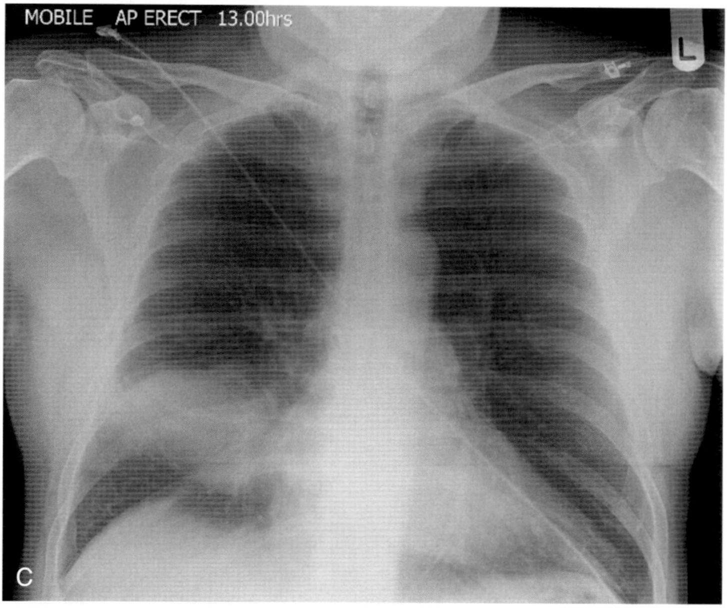

그림 5.2 (C) 우중엽 허탈. 이는 심각한 예이다. 이것을 경결이라고 단정 짓지 않는 것이 중요하다. 폐허탈은 아직 횡격막이나 열구의 변위로 이어지지 않았다. 그러나 해당 부위를 자세히 살펴보면 공기-기관지 음영(air bronchogram)을 볼 수 없다.

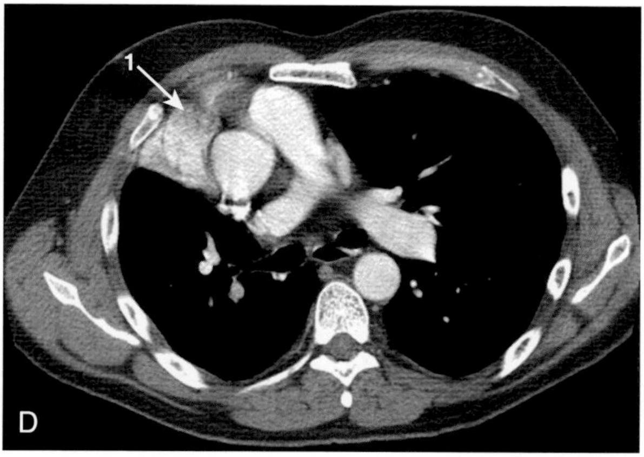

그림 5.2 (D) 우중엽 허탈. CT 스캔의 종격동 창에 나타난 우중엽 허탈의 모습을 보여준다. 중엽은 크기가 작아 허탈되면 폐 영상 창에서 보기 어렵다. 오른쪽**(1)**에는 쐐기 모양의 허탈된 폐가 있으며, 공기-기관지 음영은 없다. 우측 폐용적 감소와 우측으로 종격동 이동이 있다.

후전방(PA) 영상에서:

1. 가능하면 이전 영상과 비교한다. 변화가 오랫동안 없으면 양성일 수 있으며 추가 검사가 필요하지 않을 수 있다. 물론 임상적 병력을 항상 고려해야 한다.
2. 폐를 살펴본다. 오른쪽 폐가 왼쪽보다 커야 한다. 그렇지 않은 경우 오른쪽 폐 허탈을 의심한다.
3. 횡격막을 살펴본다. 오른쪽 횡격막은 일반적으로 왼쪽보다 높다. 왼쪽 폐의 허탈은 이 부분을 왜곡할 수 있다.

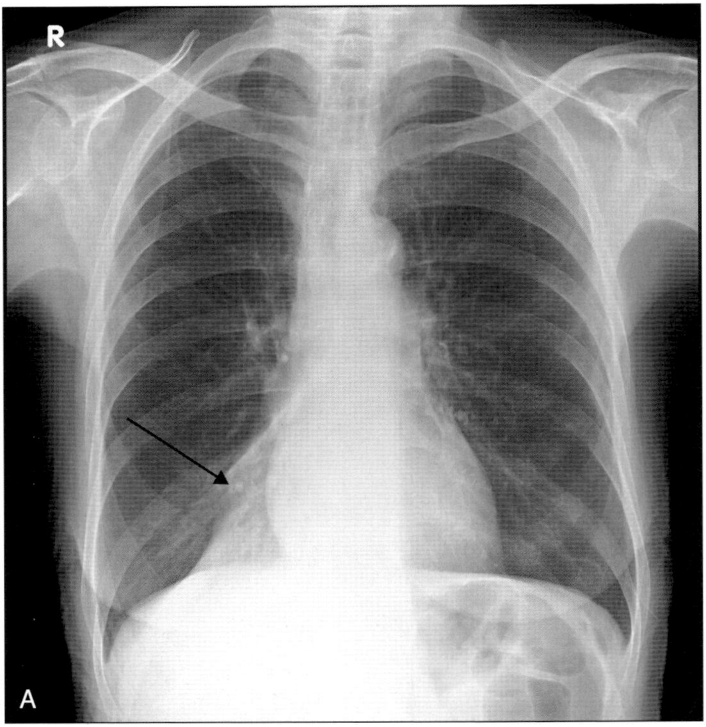

그림 5.3 (A) 경미한 우하엽 허탈 사례. 우하엽 허탈 부위 내측(화살표)에는 경미한 삼각형 모양의 음영이 있는데, 이는 허탈된 폐엽을 나타낸다. 더 오래 지속되거나 만성적인 허탈은 확인하기 어려울 정도로 경미하게 보일 수 있다.

4. 오른쪽 폐의 수평 열구를 살펴본다. 오른쪽 수평 열구는 오른쪽 폐문(hilum) 중앙에서 겨드랑이선의 여섯 번째 갈비뼈 높이까지 이어진다. 이 부분이 위로 당겨지면 오른쪽 상엽 허탈을 시사하고, 아래로 당겨지면 오른쪽 하엽 허탈을 시사한다.
심장은 중앙선을 따라 위치해야 하며, 1/3은 오른쪽으로, 2/3는 왼쪽으로 향한다. 심장 음영은 허탈된 쪽으로 기울어진다.
심장 경계가 뚜렷해야 한다. 심장에 인접한 폐가 허탈되면 심장 경계가 흐릿하게 보인다. 오른쪽 심장 경계가 흐릿하면 오른쪽 중엽 허탈을 나타내고, 왼쪽이 흐릿하면 설상엽(lingual segment)쪽 허탈을 나타낸다.

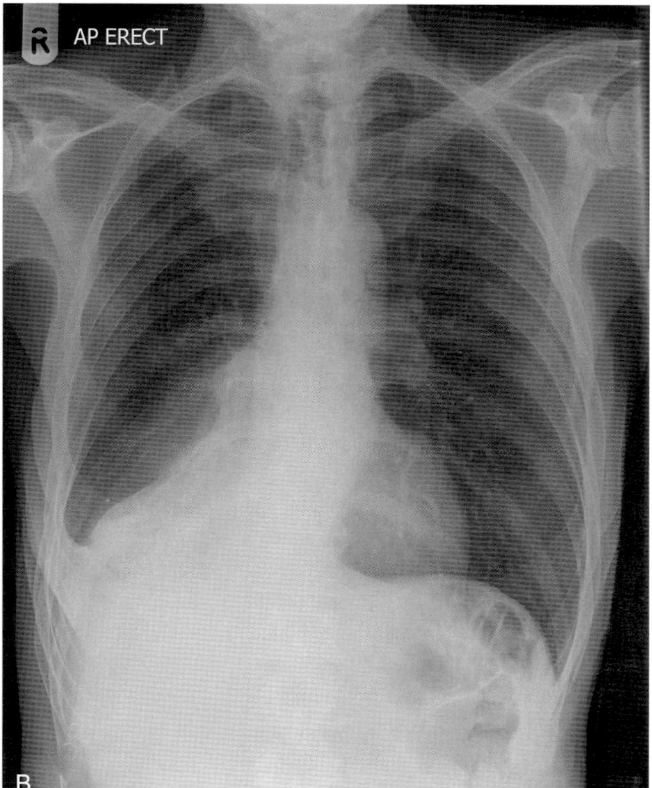

그림 5.3 (B) 명확한 우하엽 허탈 사례. 매우 뚜렷한 백색 삼각형의 음영이 보일 뿐만 아니라, 오른쪽 횡격막 윤곽도 보이지 않는다.

7. 기관은 가운데에 있어야 한다. 오른쪽 또는 왼쪽 상엽의 허탈은 기관을 허탈 부위 쪽으로 당길 수 있다. 이 역시 환자의 이전 영상과 비교하면 더 쉽게 발견할 수 있다.
8. 용적 감소를 확인한다. 폐가 허탈되면 건강한 폐가 늘어나 혈관이 벌어지고 혈관 분포가 감소한다. 이로 인해 건강한 폐가 평소보다 더 검게 보인다. 이는 감지하기 어려운 미세한 징후이다.

측면 영상에서:

사선열구와 수평열구의 위치를 확인한다(그림 2.4 참조). 정상 위치에서 벗어난 부위는 폐 허탈을 시사한다. 폐엽의 어느 부분이든 허탈이 되면 X선 영상에서 뚜렷한 양상을 보인다.

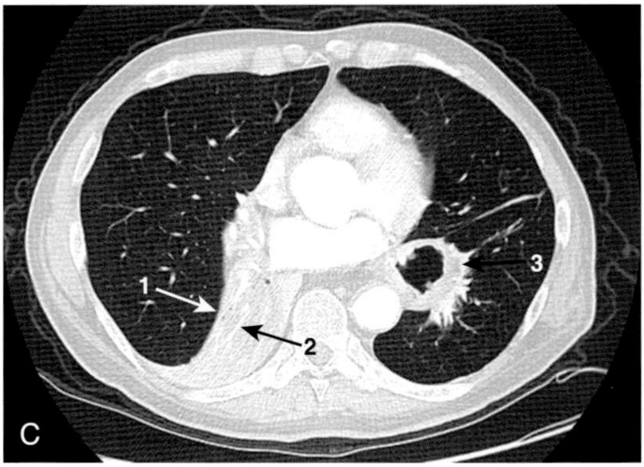

그림 5.3 (C) 우하엽 허탈. 흉부 CT 영상에서 폐 영상 창에 나타난 우하엽 허탈의 모습을 보여준다. 우측 폐에 쐐기 모양의 불투명 음영**(1)**이 관찰되며, 이 불투명 음영은 흉벽 뒤쪽에서 폐문(hilum)까지 퍼져 있다. 폐 내부에서는 공기-기관지 음영(air bronchogram)이 관찰되지 않는다. 허탈된 폐의 혈관에서 조영제만 관찰된다**(2)**. 좌하엽에 공동성 종양**(3)**이 있는데, 이는 폐 허탈과 무관한 소견이다.

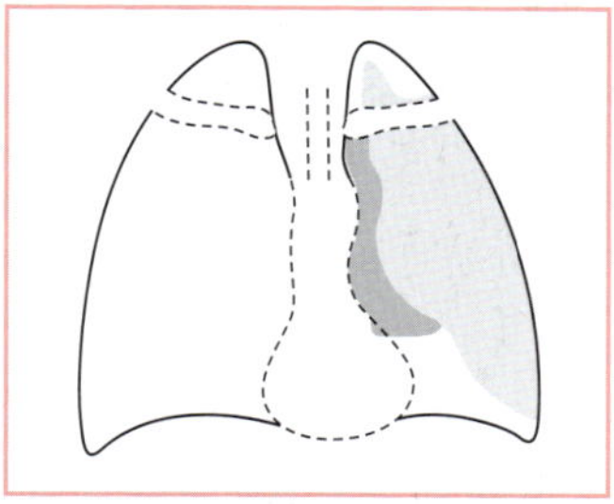

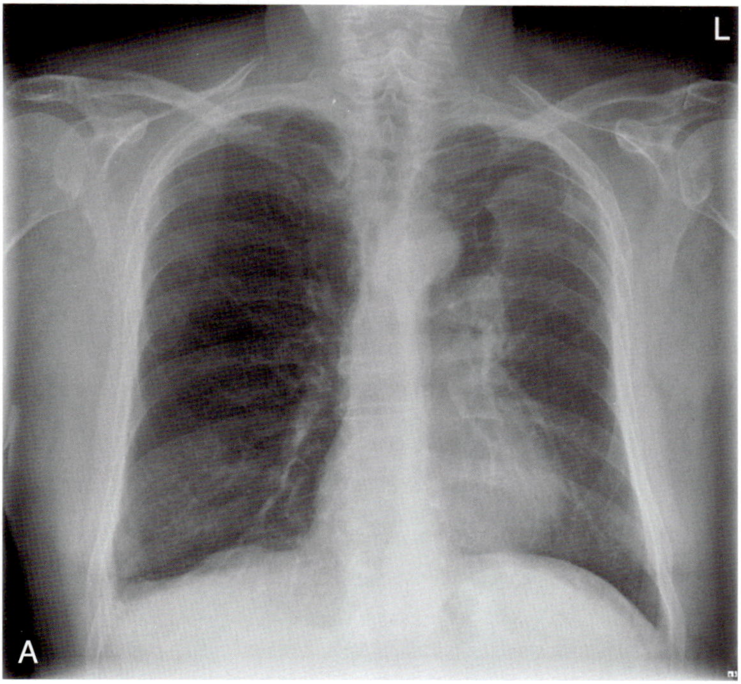

그림 5.4 (A) 경미한 좌상엽 허탈 사례. 좌측 폐, 특히 상부 폐의 음영이 경미하게 증가하였다. 대동맥 궁 근처에 공기 밀도가 높은 영역이 있는데, 이는 과도하게 부풀어 오른 하엽이 허탈된 상엽의 공간을 채우기 위해 팽창하기 때문이다. 이는 낫 모양이며, 공기-낫 징후(air-sickle sign) 또는 루프트시첼(Luftsichel) 징후라고 한다.

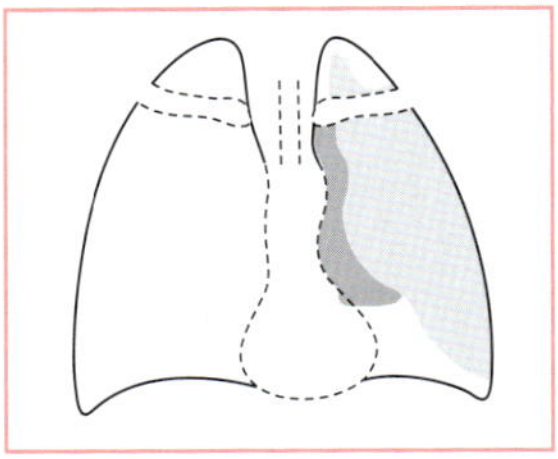

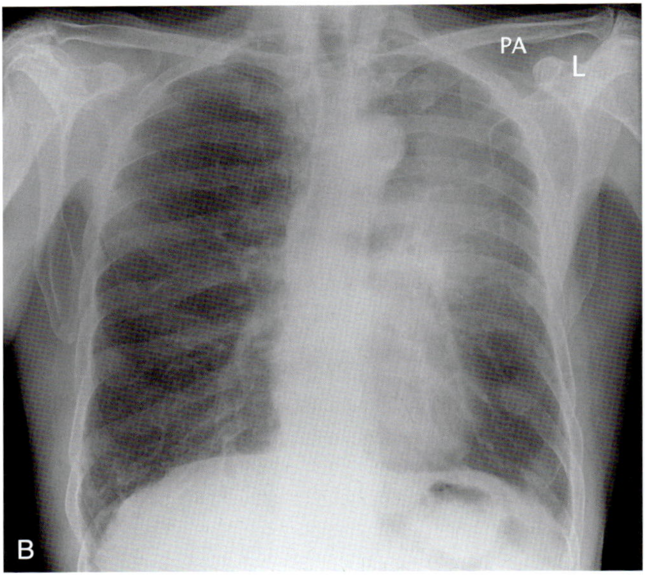

그림 5.4 (B) 명확한 좌상엽 허탈 사례. 왼쪽 폐야의 윗부분이 더 흐릿하게 보인다. 명확한 사례임에도 불구하고, 여전히 간과하기 쉽다.

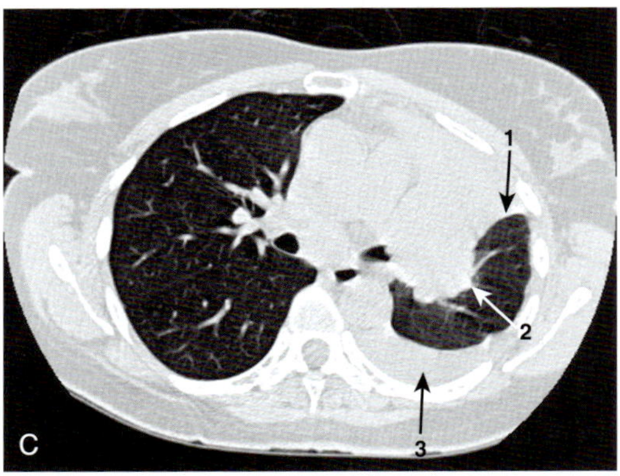

그림 5.4 (C) 좌상엽 허탈. CT 스캔의 폐 영상 창에서 좌상엽 허탈을 보여준다. 좌측 폐 앞쪽에는 공기-기관지 음영이 없고, 앞쪽 외측으로 휘어진 가장자리를 가진 짙은 백색 영역이 있다**(1)**. 폐문(hilum)에 가까운 영역은 볼록하고 불규칙한 경계의 종괴를 가지고 있으며**(2)**, 기관지 폐색과 원위부 허탈을 유발하는 종양이다. 이와 관련된 소량의 좌측 흉막 삼출액이 있다**(3)**. 이 영상은 폐 허탈의 매끄러운 가장자리와 폐 악성 종양의 불규칙한 경계 사이의 차이를 잘 보여준다.

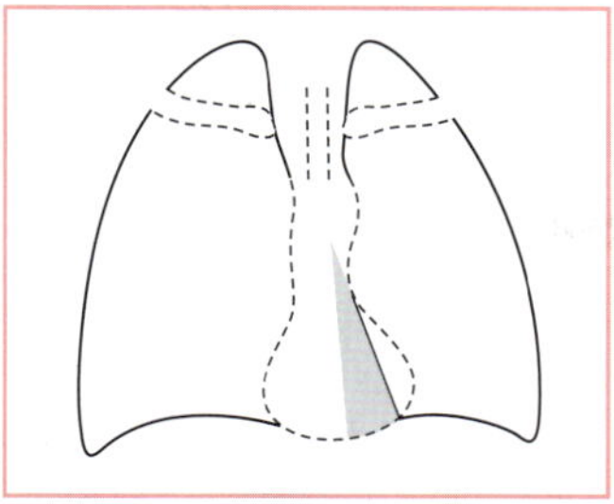

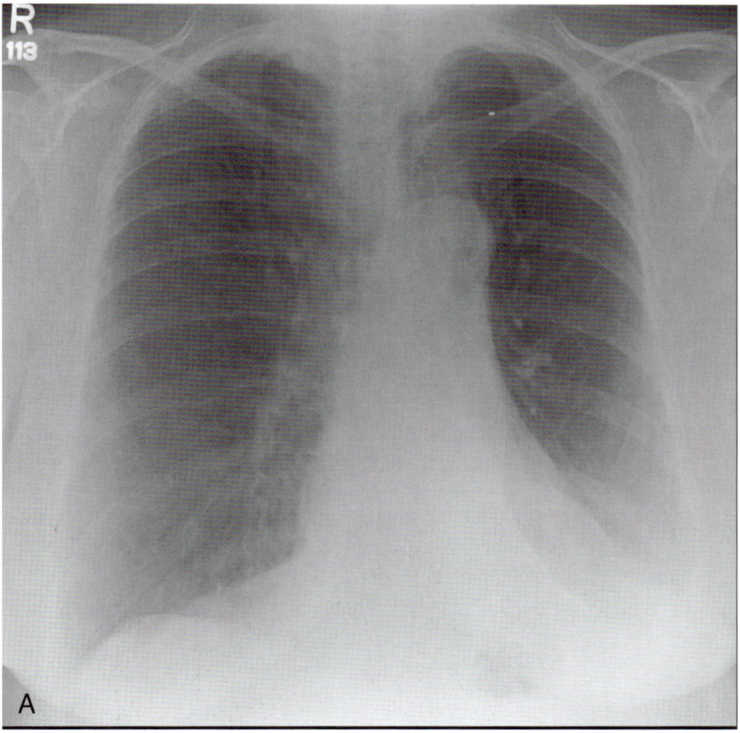

그림 5.5 (A) 미세한 좌하엽 허탈 사례. 영상을 자세히 보면 심장 뒤쪽의 흰 부분이 증가하고, 심장의 측면 경계가 약간 휘어진 선을 간신히 볼 수 있다. 이는 때때로 돛 징후(sail sign)라고도 불리며, 좌측 폐가 심장 뒤쪽으로 허탈되어 발생한다.

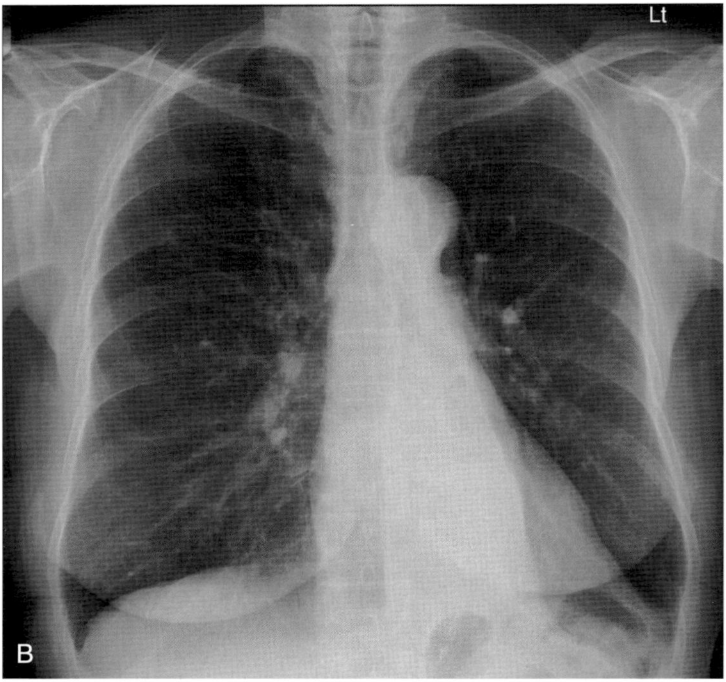

그림 5.5 (B) 명확한 좌하엽 허탈의 사례. 심장 뒤쪽의 백색도가 증가한 것이 뚜렷하며, 측면 경계도 뚜렷하게 보인다. 이 영상을 보면 이것이 왜 돛 징후(sail sign)라고 불리는지 알 수 있다.

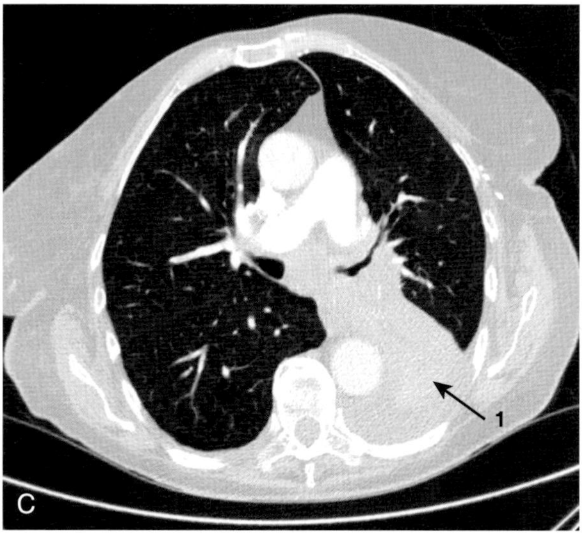

그림 5.5 (C) 좌하엽 허탈. CT 스캔의 폐 영상 창에서 좌하엽 허탈이 나타나는 모습을 보여준다. 좌측 폐의 후내측에 짙은 불투명도**(1)**가 있으며, 매끈한 곡선 모서리를 가지고 있으며, 공기-기관지 음영은 없다. 대동맥과 폐동맥에서 조영제가 관찰된다.

CT 촬영 영상에서 폐허탈

허탈된 폐는 컴퓨터단층촬영(CT)에서 뚜렷한 양상을 보인다. 폐 영상 창에 비정상적인 백색 음영이 보이면 다음과 같은 소견을 확인한다 (폐허탈 부위임을 시사한다).

1. 종격동 영상 창을 본다. 조영제 CT를 시행한 경우, 허탈 부위 내에 하얀 혈관 음영이 관찰된다. 이는 폐허탈이 내부 혈관 주위로 진행되기 때문이다.
2. 근위 기관지가 막혀 폐가 허탈되면 폐로 공기가 유입되지 않아 일반적으로 공기-기관지 음영이 보이지 않는다.
3. 비정상 부위로 들어가는 큰 기도를 찾는다. 기도는 허탈 부위에서 갑자기 끝난다. 때때로 기도 내에 불규칙한 부분이 보일 수 있는데, 이는 폐쇄된 병변을 의미한다.
4. 비정상 음영의 모양을 살핀다. 허탈된 폐는 종종 쐐기 모양이며, 그 끝이 중앙 폐문(hilum)을 향한다.
5. 허탈로 인한 용적 감소 징후를 살핀다. 이러한 징후는 다양하게 나타날 수 있다. 열구의 종격동 이동을 관찰한다.

허탈은 종양 때문에 발생할 수 있으며, 이를 식별하는 것이 중요하다. 허탈된 폐엽으로 들어가는 가장 큰 기도를 자세히 살펴본다. 이 부분에서 폐허탈을 유발하는 덩어리가 보일 수 있다. 허탈은 밀도가 증가하기 때문에 종양이 허탈 부위와 섞여 유사한 밀도를 가질 수 있으므로 발견하기 어려울 수 있다. 종양은 하나 이상의 소엽(lobular)을 허탈시켜 덜 매끈하게 보인다. 또한 종양은 인접한 열구를 바깥쪽으로 부풀리게 할 수 있는데, 이는 다른 허탈 원인에서는 발생하지 않는 현상이다.

폐용적 감소(Volume loss)

폐절제술은 백색 폐의 또 다른 원인이다(그림 5.6). 병력과 진찰을 통해 환자가 폐절제술을 받았는지 확인한다. 다음과 같은 특징이 있는지 영상을 확인한다:

1. 종격동을 관찰한다. 먼저 기관(그림 5.6)을 관찰한다. 기관은 전폐절제술 부위 쪽으로 이동한다. 그런 다음 심장 경계를 살핀다. 전폐절제술을 받으면 심장 경계가 보이지 않을 정도로 심장이 많이 이동한다.

2. 반대편 폐 영상을 살핀다. 종격동이 이동했기 때문에 반대편 폐가 과팽창되어 평소보다 더 검게 보인다.
3. 하얗게 보이는 부위를 살핀다. 전폐절제술 부위에서 횡격막의 위쪽 경계가 보이지 않는다.
4. 갈비뼈를 주의 깊게 살핀다. 환자가 전폐절제술을 받았다면 수술 중 갈비뼈가 절단되거나 제거되었을 것이다. 따라서 갈비뼈 기형이 있는지 살펴보거나 진단을 확정하는데 도움이 될 만한 갈비뼈가 없는지 확인한다. 다섯 번째 갈비뼈가 영향을 받을 가능성이 가장 높다.

   전폐절제술과 유사한 모습을 보이는 매우 드문 원인으로 광범위한 폐 저형성증이나 한쪽 폐의 선천적 결손이 있다.

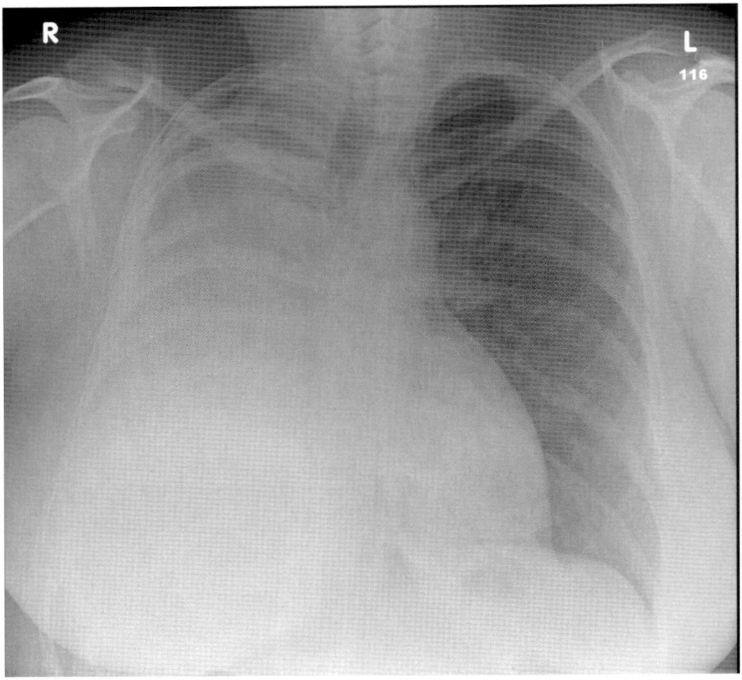

그림 5.6 오른쪽 반흉부는 백색이며, 이는 우측 폐절제술 때문이다. 기관이 오른쪽으로 이동한 것을 볼 수 있는데, 이는 오른쪽 용적 감소 때문이다. 오른쪽 뒤쪽 6번째 갈비뼈에 불연속성이 있는 것을 확인할 수 있는데, 이는 수술로 인한 것이다.

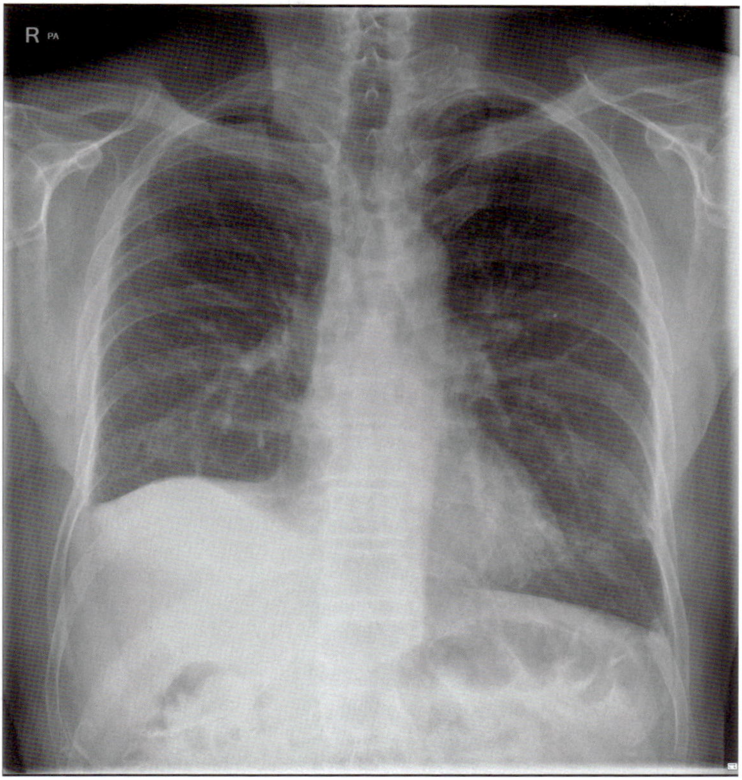

그림 5.7 환자는 우측 상엽 절제술 후 방사선 치료를 받았다. 우측 흉막이 정상보다 높은 것을 확인할 수 있다. 이는 우측 상엽 제거 후 우측 흉곽의 용적 감소 때문이다. 횡격막이 공간을 채우기 위해 위로 이동했다.

폐 경결(Consolidation)

폐의 백색 부위는 그림 5.9와 5.10에서 잘 보여준다. 먼저 백색의 특성과 경계를 살펴본다. 백색의 특성이 균일하고 경계가 뚜렷하다면, 폐 허탈 부위 또는 흉막 삼출액일 가능성이 훨씬 높다. 백색의 특성이 균일하지 않고 경계가 뚜렷하지 않다면, 폐경결, 섬유화 또는 기타 침윤성 질환일 가능성이 있다. 폐 경결은 진단하기 어려울 수 있으므로 다음 단계를 신중하게 진행한다.

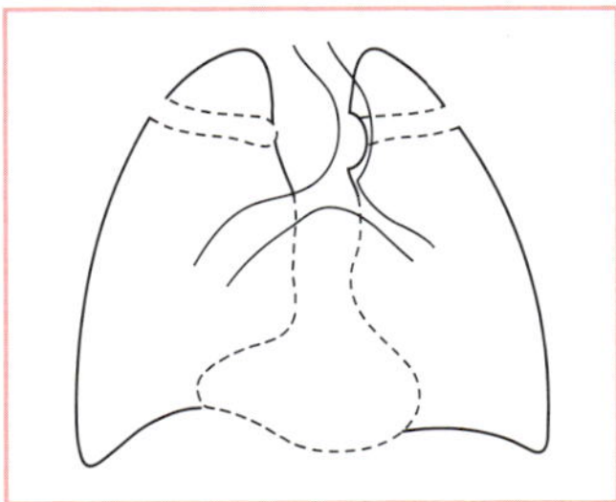

그림 5.8 기관 편위는 종격동의 종괴 병변, 특히 여기 제시된 사례처럼 비대해진 갑상선에 의해 기관이 밀려 발생된다. 이 경우 폐 용적은 정상이며, 갈비뼈와 횡격막은 정상 위치에 있다. 노인의 경우, 매우 구불구불한 대동맥이 기관 편위를 유발할 수도 있다.

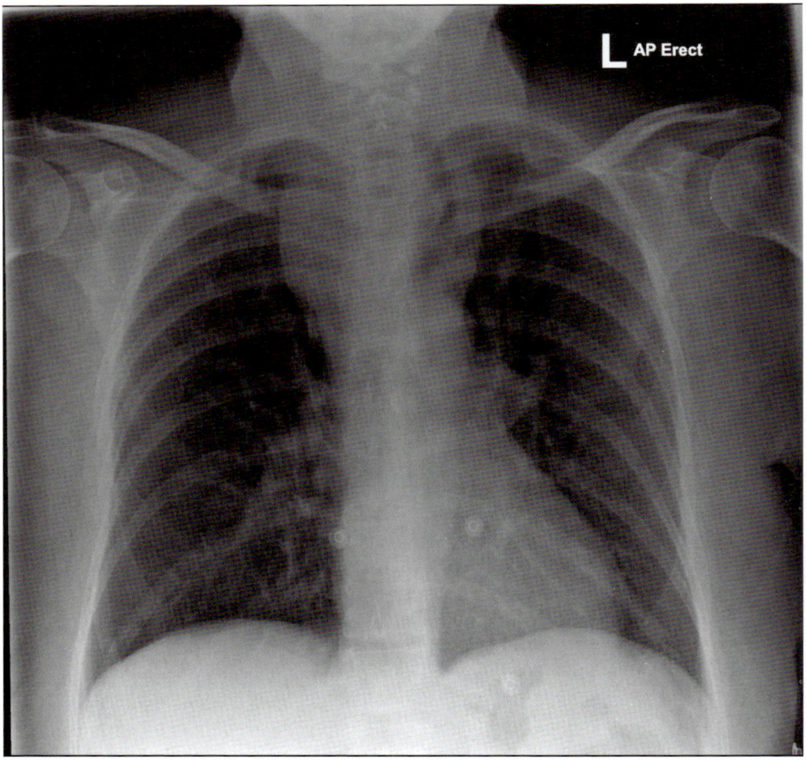

1. 임상 병력을 고려한다. 열이 나고 감염 징후가 있는 경우, 경결이 가장 가능성이 높은 이상 소견이다.
2. 이전 영상을 확인한다. 섬유증은 일반적으로 만성 질환이며, 경결은 훨씬 더 일시적이다. 이전 영상에서 유사한 이상이 발견된 경우, 경결보다는 섬유증을 의심해야 한다.

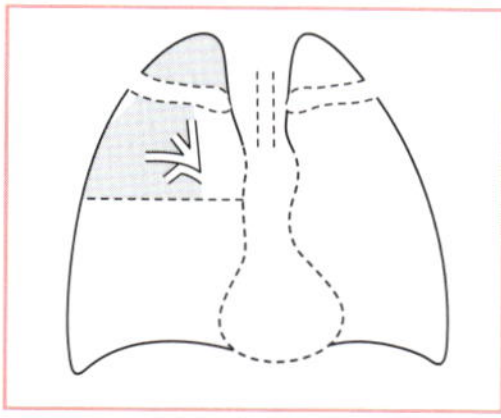

그림 5.9 대엽성 폐렴 영상. 경결 부위의 아래 경계가 매우 직선적이다. 이는 우상엽 폐렴을 시사한다. 공기-기관지 음영(화살표)이 보인다.

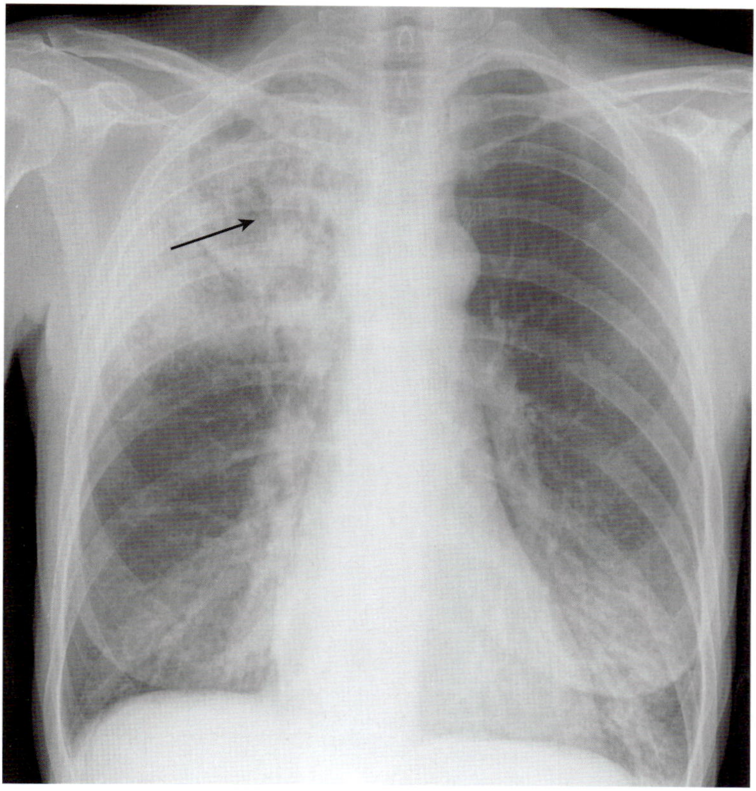

3. 음영의 양상을 주의 깊게 살핀다. 경결이 진행되면 폐포 공간은 체액으로 채워져 흰색으로 보이지만, 기도는 공기를 머금고 있어 검은색으로 보인다. 경결 부위를 자세히 살펴보면, 종종 흰색 배경에 작은 기도가 검은색으로 보이는데, 이를 '공기-기관지 음영'이라고 한다(그림 5.9 및 5.10).

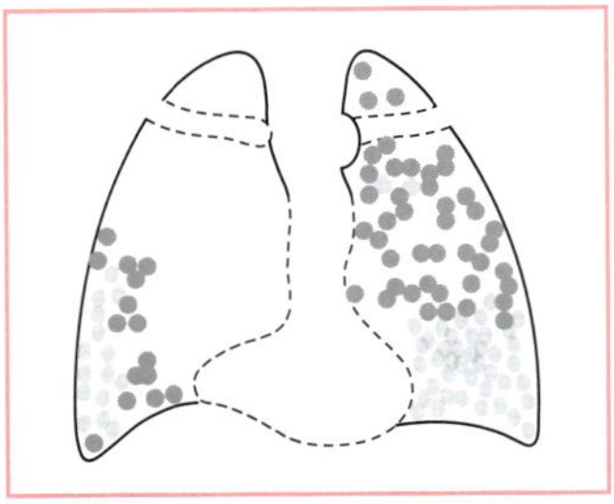

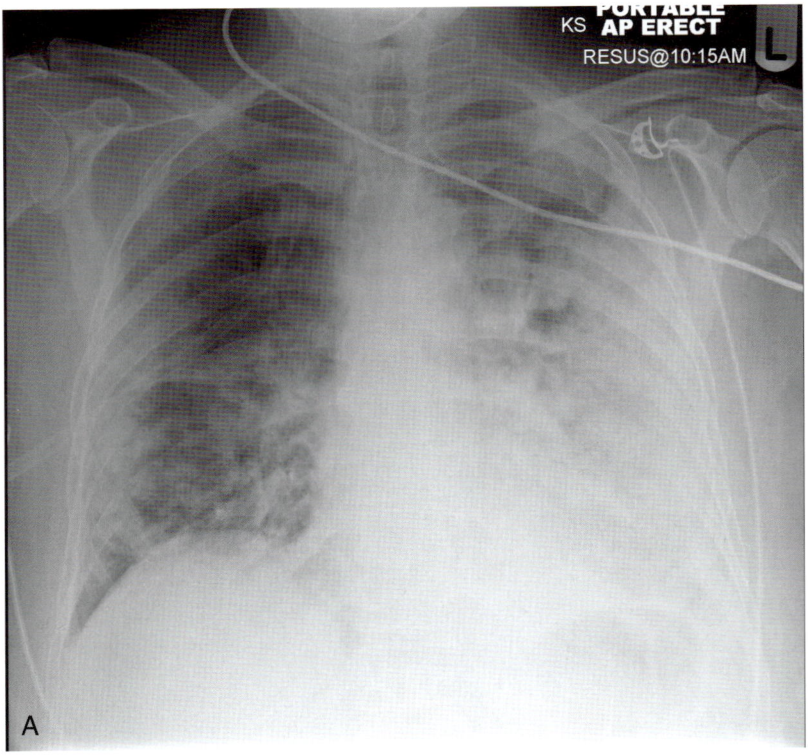

그림 5.10 (A) 매우 위중한 상태로 응급실로 이송된 환자 영상. 좌측 폐의 거의 전부분과 우측 하부 주변부를 침범하는 광범위한 경결이 관찰된다. 좌측 폐의 일부 영역에서는 경결이 매우 짙어 공기-기관지 음영이 소실되고 음영이 더 균일하다. 중증 다발성 폐렴 환자 영상이다.

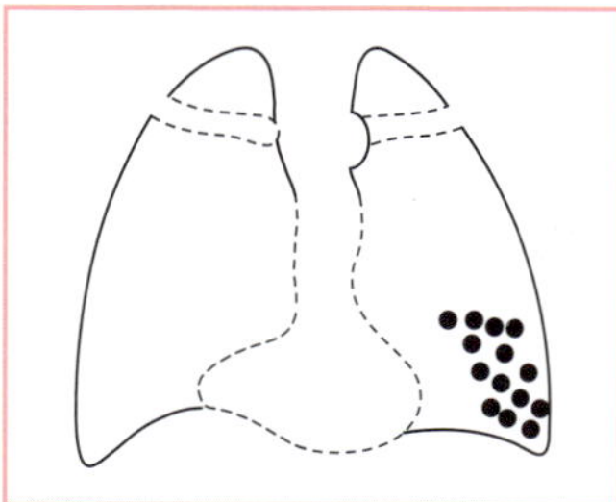

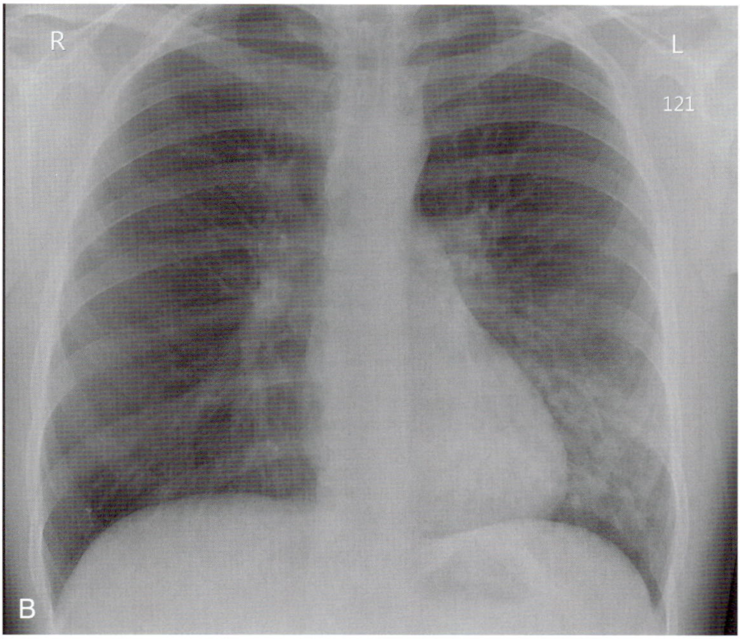

그림 5.10 (B) 환자는 폐렴을 앓고 있지만, 그 변화는 미세하다. 좌측 심장 경계에 인접한 좌측 하부 폐 영역에 불규칙적인 폐포 침윤 변화가 있다. 변화는 균일하지 않으며, 소위 공기-기관지 음영에서 작은 기도가 관찰됩니다. 미세한 경결은 발견하기 어려울 수 있으므로, 이러한 변화가 있는지 폐를 면밀히 살펴봐야 한다.

종양은 경결의 원인이 되는 경우가 드물다는 점도 기억해야 한다. 폐의 비늘모양 선암종은 경결과 유사하게 보인다. 따라서 경결은 소실되는지 확인하는 것이 중요하며, 환자를 치료한 후 4~6주 후에 흉부 영상(CXR)을 다시 찍어 경결의 호전 여부를 확인해야 한다.

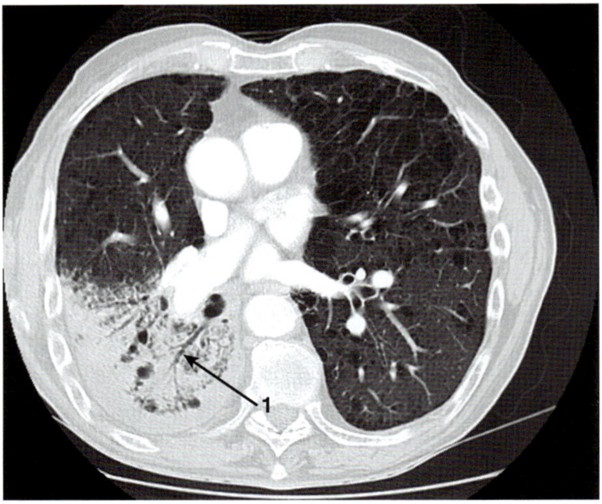

그림 5.11 CT 폐 영상 창 설정. 만성폐쇄성폐질환 병력이 있는 69세 남성의 CT이다. 이 환자는 호흡곤란, 기침, 발열 등의 증상이 악화되어 입원하였다. CT에서 우하엽에 농후한 경결 부위가 보인다. 액체로 가득 찬 폐의 흰색 배경에 검은색 기도**(1)**가 보이는 것은 경결을 의미한다.

경결과 전산화단층촬영(Consolidation and CT)

그림 5.11의 CT 영상에서 경결의 영상을 보여준다. 일반 영상에서 경결과 동일한 특징을 보인다. 주요 특징은 공기-기관지 음영에서 기도가 경결화된 폐포의 백색 배경에 검은색으로 나타난다. 일반적으로 일반 영상보다 CT 영상에서 훨씬 더 명확하게 나타난다.

박스 5.1 경결의 다른 원인

기관지폐포세포암(Bronchoalveolar cell carcinoma)
특발성 기질화 폐렴(Cryptogenic organising pneumonia)
호산구성 폐렴(Eosinophilic pneumonia)
심장에 의한 폐부종(Cardiogenic pulmonary oedema)
심장이 아닌 원인의 폐부종(Noncardiogenic pulmonary oedema)
폐출혈(Pulmonary haemorrhage)
폐포 단백증(Alveolar proteinosis)

폐렴을 중심으로

폐렴을 확실하게 진단하려면 CXR 검사가 필요하며, CXR을 면밀히 판독하면 원인을 추정할 수 있다. 치료 후 일정 시간 간격을 두고 CXR을 다시 촬영하여 경결이 해소되었는지 확인하는 것이 중요하다. 치료에도 불구하고 경결이 지속되거나 악화한다면 종양을 의심할 수 있으므로 이 단계에서 CT 촬영이 필요하다.

원인이 다른 경우

흉부 X-ray(CXR) 촬영으로 폐렴의 원인을 진단하는 것은 불가능하지만, 몇 가지 유용한 단서를 제공할 수 있다. 폐렴구균성 폐렴과 인플루엔자 바이러스에서 더 흔하게 나타나는 다발성 소엽의 침범과 폐 주변부를 침범하는 경향이 있는 코로나바이러스 감염증(COVID-19)을 관찰한다. 다발성 공동의 존재는 황색포도상구균 감염이나 결핵(TB)을 시사한다. 상엽 감염은 크렙시엘라 폐렴(Klebsiella pneumoniae)과 결핵에서 더 흔하다. 인플루엔자 바이러스에 의한 폐렴은 일반적으로 양측성으로 나타나며, 반점이 나타나며 다발성 간유리 음영(multifocal ground glass shadowing)을 유발할 수 있다.

지속성 폐렴인 경우

임상적으로 48시간 치료 후에도 호전이 없으면, 추적 CXR을 요청해야 한다. 얇은 벽의 공동처럼 보이는 폐농양의 증거가 있는지 폐야를 주의 깊게 살펴본다. 이는 영양결핍 환자와 같이 쇠약한 환자에게 더 흔하며, 훨씬 더 긴 항생제 치료 기간(일반적으로 6주)이 필요하다는 것을 의미한다. 폐 용적을 주의 깊게 살펴본다. 폐색으로 인해 폐 부위가 허탈되어 폐렴을 치료하기가 더 어려울 수 있다. 미세하고 쉽게 놓칠 수 있는 기저질환 또는 기관지 확장증의 증거가 있는지 폐 실질을 다시 살펴본다.

흉막액의 존재를 확인한다(그림 5.4c). 이는 환자에게 반응성 흉막삼출액 또는 농흉이 발생했음을 시사한다. CXR에서는 반응성 흉막삼출액과 농흉을 구별하기 어렵다. 따라서 가능하면 모든 체액을 채취해야 하며, 가급적 초음파 유도 하에 채취하는 것이 좋다. pH와 포도당 수치가 낮은 진하고 탁한 체액은 농흉을 의미하므로 배액해야 한다.

경결의 정도를 살핀다. 치료 후 48시간 이내에 CXR 모양이 크게 개선될 것이라고 기대하지는 않는다. 그러나 X선 촬영 소견이 악화하는 경우, 환자가 잘못된 항생제를 복용하고 있거나 급성호흡곤란증후군(ARDS)과 같은 다른 진단을 고려해 볼 수 있다.

환자의 상태가 호전되지 않고 명확한 임상적, 미생물학적 또는 방사선학적 이유가 없다면 CT 스캔을 고려해 본다. CT 스캔을 통해 기관지 폐색을 확인할 수 있으며, 일반 CXR에서는 보이지 않는 폐농양을 발견할 수도 있다. 경우에 따라 경결이 호전되지 않을 때, CT에서 CXR에서 의심되지 않았던 기저 종양이 발견될 수도 있다.

마지막으로, 다른 진단 가능성도 고려한다. 방사선과 전문의에게 자문하여 영상의 특성과 분포를 확인하고 호산구성 폐렴이나 기저 종양과 같은 다른 진단이 가능한지에 대한 조언을 받을 수 있다.

기저 병리(Underlying pathology)

모든 환자는 6주 후에 재 진단을 받아야 한다. 증상이나 징후가 지속되거나 악성 종양 위험군(흡연자 및 50세 이상)인 경우, 추적 영상 검사를 받아야 한다.

추적 CXR 검사의 목적은 CXR 변화의 완전한 소실 여부를 확인하는 것이다. 6주 후 CXR에서 경결이 지속되는 경우, 지속적인 경결의 흔한 원인 중 하나가 폐암과 같은 기관지 폐색이므로 추가 검사가 필요하다. 환자의 CXR 검사를 영상의학과 전문의와 자문하여 기저 병변을 배제하기 위해 CT 영상 촬영이 필요할 수 있다.

주폐포자충 폐렴[Pneumocystis carinii (jiroveci) pneumonia (PCP)]

주폐포자충 폐렴(PCP, PJP라고도 함)은 일반적으로 인간면역결핍바이러스(HIV) 감염자와 같은 면역저하 환자에게 나타난다. CXR로는 진단하기 어려울 수 있으며, PCP 환자의 10%에서는 CXR이 정상이다. 환자가 비교적 정상적으로 보이는 CXR 소견이지만 호흡곤란과 저산소증을 호소하는 경우, PCP를 고려해야 한다.

CXR 영상에서 PCP 가능성이 의심되는 경우, 다음과 같은 특징을 살펴본다.

1. 폐 용적을 확인한다. 양쪽 폐 용적이 감소된 경우 매우 초기 PCP를 의심할 수 있다. 이전 촬영된 CXR을 확인한다. 만약 이전 영상이 있다면, 환자가 건강했을 때 촬영한 CXR의 폐 용적과 비교한다.
2. 폐문 주변을 살펴본다. PCP에서 폐문 부위에 종종 흰색 음영이 나타난다. 이는 매

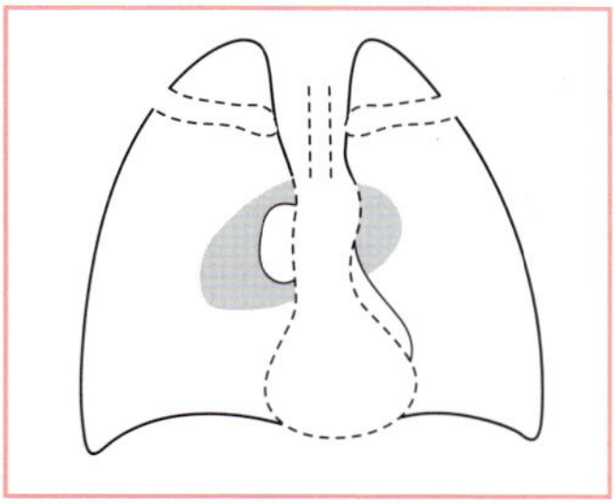

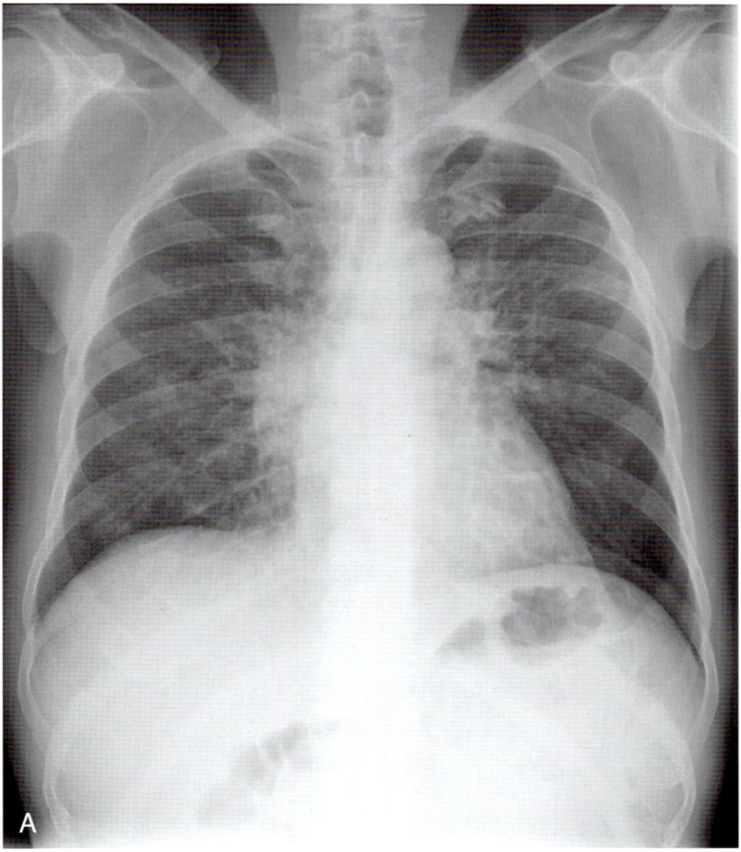

그림 5.12 (A) 주폐포자충(Pneumocystis carinii) 폐렴 영상. 변화는 매우 미세하여, 이 영상에서 볼 수 있듯이 폐문(hilum) 주변에 희미한 음영만 보일 수 있다. 폐문이 뚜렷하게 보이는 것도 눈여겨 본다.

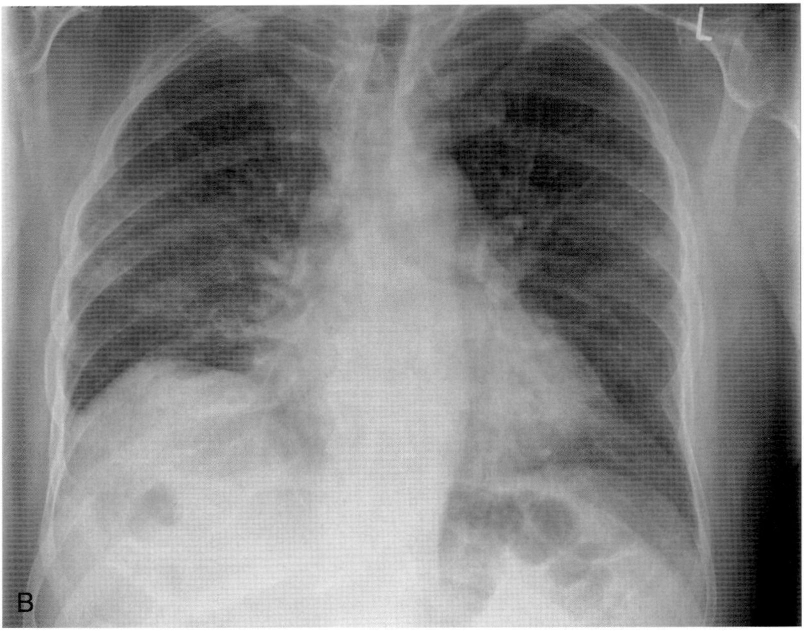

그림 5.12 (B) 미세한 주폐포자충 (Pneumocystis carinii) 폐렴. 환자는 신장 이식 후 장기 면역억제제를 투여 받았다. 환자는 일주일 동안 마른 기침과 호흡곤란이 심해지는 증상을 보였다. 기관지경 검사와 폐포 세척 검사 후, 주폐포자충 폐렴으로 진단받았다. 이 폐렴은 여러 원인으로 면역 저하 환자에게 폐렴을 유발하는 것으로 알려져 있다. 영상에서 폐문(hilum) 주변에 희미한 흰색 음영이 보인다. 림프절 종대로 인해 오른쪽 폐문이 비대해졌다.
폐렴만이 경결의 유일한 원인은 아니다. 다른 드문 원인들은 표 5.1에 나열되어 있다.

우 모호할 수 있다. 폐문부에서 혈관이 뻗어 나오는 모습을 보면 이를 가장 먼저 알 수 있다. PCP에서는 혈관이 정상보다 덜 선명하게 보인다.

3. 기관지 주위 오목현상(peribronchial cuffing)을 확인한다. 이는 기도가 '끝이 위로 향한(end-on)' 상태로 관찰될 때 가장 잘 나타나며, 체액 때문에 기도 내벽을 따라 백색 음영이 증가된다. 이로 인해 기도벽이 두꺼워지거나 흐릿하게 보이고, 중앙에 구멍이 생겨 마치 '폴로(Polo)' 민트 사탕처럼 보인다. 이러한 증상은 주폐자포충폐렴(PCP)에서 발생하지만, PCP에만 국한되지 않으며 심부전과 같은 다른 질환에서도 발생할 수 있다.

4. 폐야 전체에 걸쳐 넓은 백색 영역 확장을 확인한다. 이러한 영상 소견은 질병이 진행됨에 따라 발생할 수 있으며, 넓은 영역의 경결을 나타낸다. 일반적으로 PCP의 경우 백색 영역은 폐첨부까지 확장되지 않으며 흉골횡격막각(costophrenic angle)에도 영향을 미치지 않는다.

주폐자포충 폐렴(PCP)과 CT

CT 스캔은 PCP 진단에 있어 CXR보다 훨씬 민감하며, 정상 CT는 PCP 진단을 사실상 배제할 수 있다. CT 스캔에서 확인해야 할 두 가지 사항이 있다(그림 5.13).

1. 간유리 음영의 존재. 이는 폐의 하부 구조를 가리지 않는 음영으로, 혈관과 기도를 볼 수 있다. 간유리 음영의 분포를 살펴본다. CXR과 마찬가지로, 이 음영은 폐문부 주변에서 발견된다. 양측에 나타나며 종종 비대칭적이다.
2. 때때로 작은 낭종과 경결 부위가 보일 수 있다. 또한 간유리 음영 사이에 선형 음영이 있을 수 있는데, 이는 소엽간 격막이 두꺼워져서 발생한다.
3. 흉막 삼출액은 드물다.

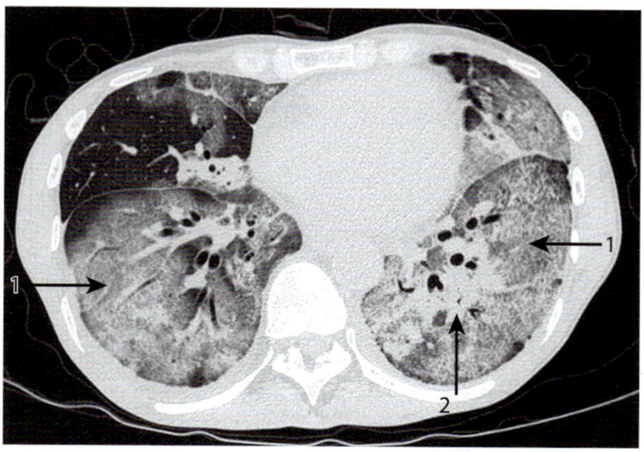

그림 5.13 CT 폐 영상창 설정. 남성 환자는 3일 동안 호흡곤란이 심해지는 병력을 보였으며, 입원 당시 심각한 저산소증을 보였다. CT 스캔 결과 주폐포자충 폐렴(PCP)이 의심되었으며, 양측에 간유리 음영**(1)**이 관찰되었다. 또한 일부 경결 부위가 관찰되었다**(2)**. 명확한 위험 요인은 없었지만, 입원 당시 시행한 혈액 검사에서 HIV 양성으로 나타났으며, 기관지폐포세척술에서 PCP가 확진되었다.

흉막 삼출(Pleural effusion)

폐 기저부에 백색 음영이 보인다면 흉막 삼출액(그림 5.14A, B), 반측 흉막 상승, 그리고 경결 또는 허탈 부위일 수 있다. 이 중 어떤 부위에 해당하는지 확인해야 한다.

1. 백색 음영의 질감을 자세히 살펴본다. 폐경결은 일반적으로 더 불균일한 음영을 나타내며, 일반적으로 공기-기관지 음영이 관찰되는 경우가 많다. 공기-기관지 음영(그림 5.10 참조)이 있는 경우 흉막 삼출액보다는 폐경결을 나타내므로 주의 깊게 살펴본다.
2. 음영의 상부 경계 모양을 살펴본다. 삼출액에는 종종 반월상 음영이 있다. 따라서 삼출액의 위쪽 경계는 오목하다.
3. 삼출액과 횡격막 상승을 구분하려면 횡격막 상부 경계의 모양을 다시 살펴본다. 삼출액의 상부 경계는 횡격막이 예상하는 것보다 훨씬 더 측면으로 정점을 찍는다. 이는 여러 CXR을 살펴보면 알 수 있다. 이전 방사선 사진과 비교하는 것도 도움이 될 수 있다.
4. 종격동 이동을 살펴본다. 삼출액과 폐허탈을 구분하는 것은 어려울 수 있다. 허탈은 대개 백색 폐야 쪽으로 종격동 이동을 유발하므로, 종격동 이동이 없으면 삼출액이 있음을 시사한다. 그러나 폐허탈은 삼출액과 함께 나타날 수 있으므로, 종격동 이동이 없다고 해서 삼출액이 있다는 것을 의미하지 않는다.
5. 측면 촬영 시 반월상 음영이 훨씬 더 명확하게 보일 수 있으므로 측면 촬영이 도움이 될 수 있다. 반월상 음영이 있는지 살펴본다. 반월상 음영판은 종종 측면에서 열구 중 하나로 확장되는 것으로 보인다. 실제로 의심스러운 경우 CT 촬영을 고려할 수 있다.
6. CXR에서 삼출액으로 진단된 경우 가능한 원인을 찾는다(박스 5.2). 삼출액이 양측성인가, 단측성인가? 양측성인 경우 여출액(transudate)일 가능성이 더 높다. 심장의 크기를 확인하고(큰 심장은 심부전을 나타냄) 폐문(hilum)의 비대 가능성을 확인한다. 폐야의 눈에 보이는 부분을 확인하여 명확한 종괴가 있는지 확인하고 뼈에 전이 징후가 있는지 확인한다. 종양과 결핵을 확인하기 위해 폐첨부를 매우 주의 깊게 살펴본다. 삼출액이 많고 단측성인 경우 악성 종양을 고려해야 한다.

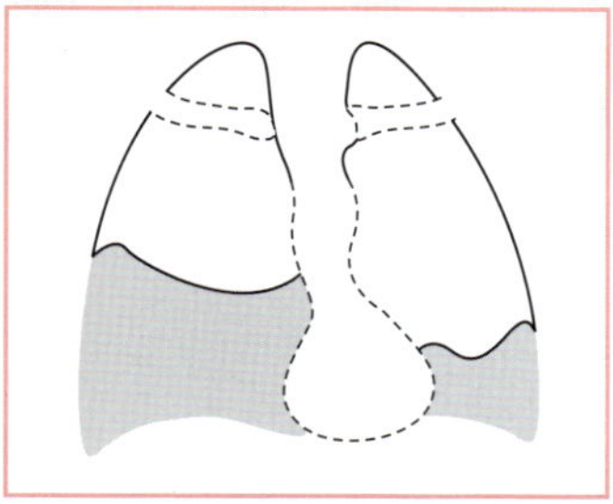

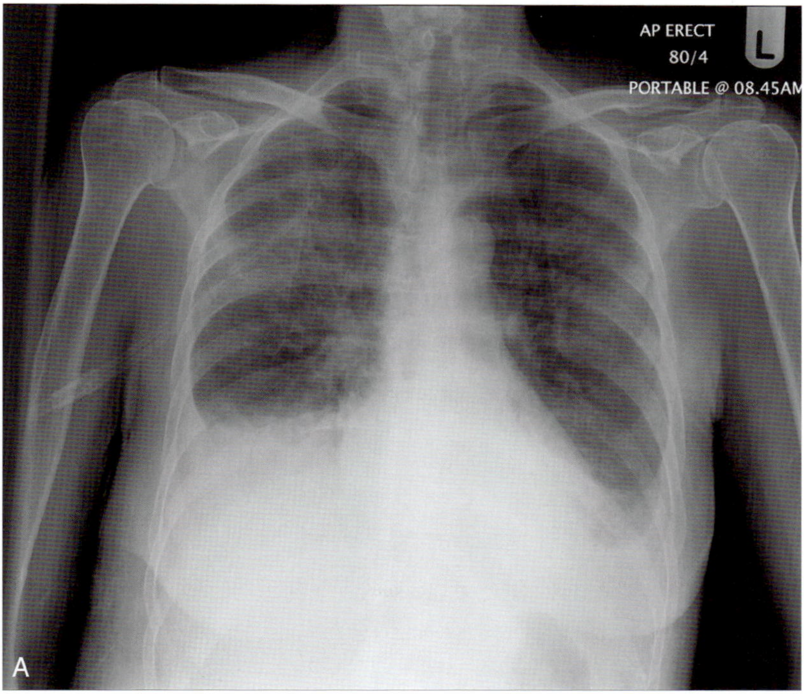

그림 5.14 (A) 이 영상은 양측 흉막 삼출액의 크기가 서로 다른 것을 보여준다. 오른쪽에서 뚜렷한 상연과 반월상 음영을 가진 백색 음영을 볼 수 있다. 백색 음영은 단단하며 공기-기관지 음영은 없다. 왼쪽 흉막삼출액은 더 미세하다. 흉골횡격막각(costophrenic angle)이 소실되었으며, 자세히 보면 상연과 반월상 음영을 알아볼 수 있다. 흉막 삼출액의 첫 징후는 흉골횡격막각의 소실이므로 항상 흉골횡격막각을 확인한다.

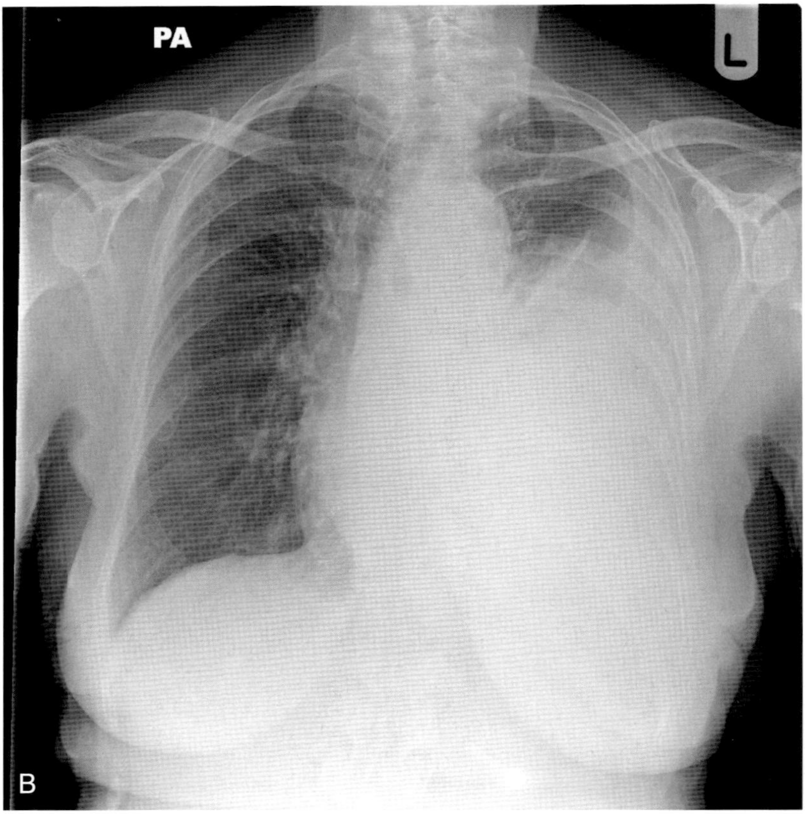

그림 5.14 (B) 이 영상은 훨씬 더 많은 좌측 흉막 삼출액을 보여준다. 흉막 삼출액이 폐를 감싸고 있으며, 폐첨부 주변이 하얗게 변한 것을 확인할 수 있다. 거의 완전히 하얗게 변한 폐의 영상을 전폐절제술 후의 영상과 비교해 본다. 다량의 흉막 삼출액을 인하여 종격동이 중앙선에서 밀려날 수 있다.

7. 흉막액 존재 여부를 확인하려면 흉부 초음파 검사를 요청한다. 흉막 삼출액을 흡인하거나 흉부 배액관을 삽입할 계획이라면 특히 중요하다. 흉막 삼출액 진단의 다음 단계로는 초음파 유도하 흉막액 흡인술을 시행하여 세포진단 및 생화학 분석을 실시한다.

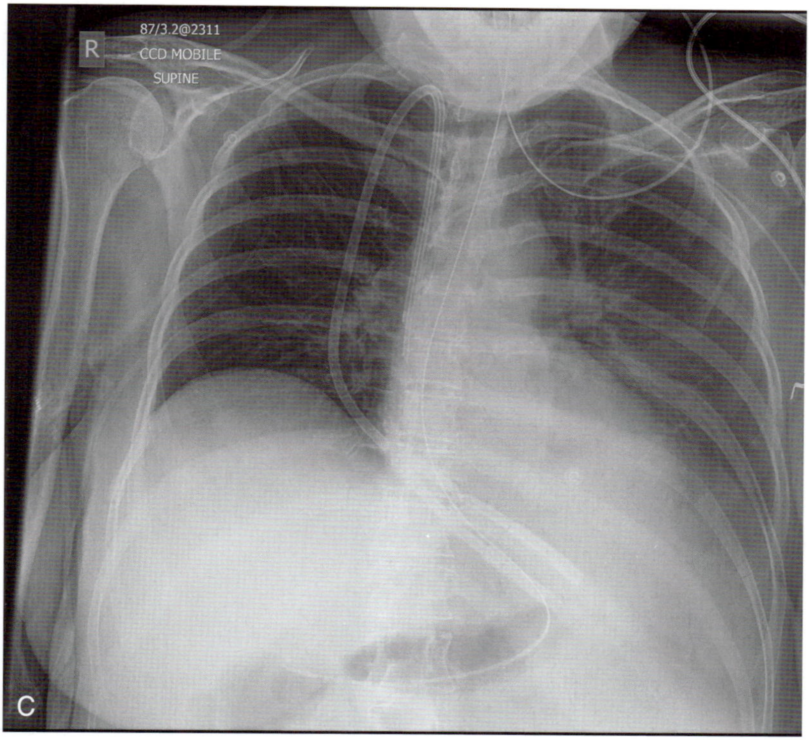

그림 5.14 (C) 흉막 삼출액의 양상은 환자가 앙와위(supine)일 때와 다르다. 흉막 삼출액은 후방으로 가라앉으며, 명확한 상부 만곡 경계나 반월상 음영이 없다. 이 환자는 좌측 흉막 삼출액이 있고 앙와위에서 X-ray를 촬영했다. 좌측 폐의 미만성이고 흐릿한 백색 음영을 볼 수 있지만, 명확한 상부 경계나 반월상 음영은 없다. 앙와위 흉부 X-ray에서 흉막 삼출액을 쉽게 놓칠 수 있다.

박스 5.2 흉막 삼출의 원인(Some causes of a pleural effusion)

삼출액 단백질 $<$ 30 g/L
심부전, 예: 울혈성 심부전, 심낭 삼출
간부전, 예: 간경변
단백질 손실, 예: 신증후군, 단백질 손실성 장염
단백질 섭취 감소, 예: 영양실조
의인성, 예: 복막투석

삼출액 단백질 $>$ 30 g/L
감염, 예: 폐렴, 결핵
경색
악성 종양, 예: 기관지암, 중피종, 전이암
교원성 혈관 질환, 예: 류마티스 관절염, 전신성 홍반 루푸스(SLE)
복부 질환, 예: 췌장염, 횡격막하 농양
외상/수술

흉막판(Pleural plaques) [석면판(Asbestos plaques)]

흉막판은 석면 섬유 노출로 인한 흉막 비후를 나타낸다(그림 5.15). 주로 연조직으로 구성되어 있으며 소량의 칼슘을 함유하고 있거나 심하게 석회화되어 있을 수 있다. 단독 흉막 비후는 국소적인 백색 폐 음영의 원인이며, 폐의 그림자와 구분하기 어려울 수 있다.

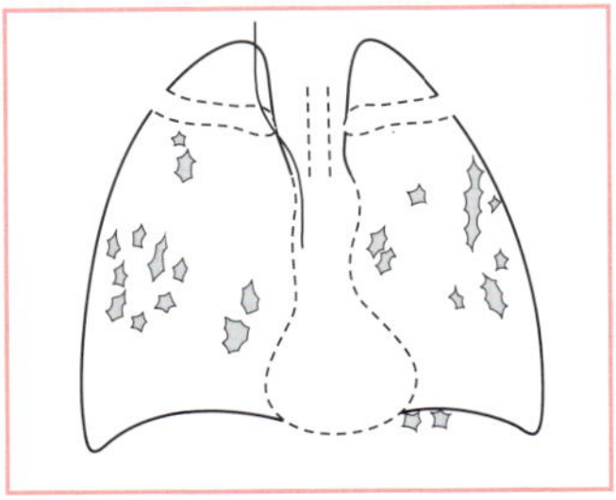

그림 5.15 환자는 양쪽 폐에 다발성 석회화 흉막판을 가지고 있다. 호랑가시나무 잎 모양으로 폐의 중간 영역에서 가장 흔하게 관찰된다. 이전에 석면에 노출되었을 가능성을 시사한다.

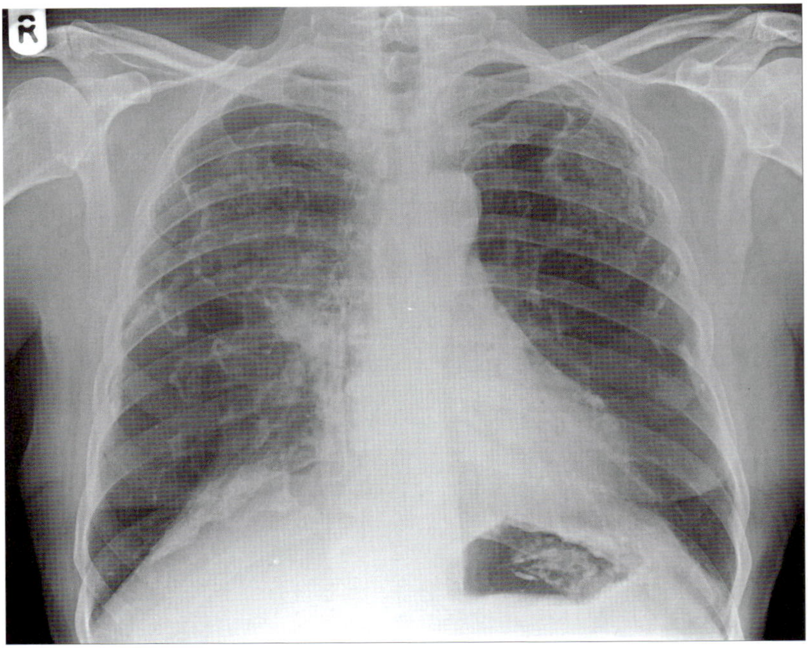

흉막판이 의심되는 경우:

1. 양쪽 폐의 폐야 전체를 살펴본다. 흉막 비후는 주변부에서 쉽게 확인할 수 있으며, 폐 가장자리를 따라 두꺼운 선으로 나타난다. 이 부위에서 흉막 비후를 확인할 수 있다면, 다른 백색 영역도 폐야 위에 중첩된 흉막판일 가능성이 높다.
2. 백색 음영 위치를 주의 깊게 살펴보고 폐의 해부학적 구조에 대한 지식과 비교한다. 백색 음영이 폐내 구조(예: 폐엽)를 따라 나타난다면 폐 자체에서 기원한 것일 수 있다. 이러한 구조를 가로지르는 경우 흉막일 수 있다. 흉막 음영이 관찰되는 경우, 한쪽은 경계가 뚜렷하고 다른 쪽은 경계가 불분명하거나 흐릿한 경우가 많다.
3. 백색 음영의 분포를 갈비뼈 앞쪽 선을 따라 비교한다. 흉막판은 갈비뼈 앞쪽 선을 따라 나타나는 것이 매우 흔하다.
4. 반점의 분포를 살펴본다. 흉막판은 흉부 중앙의 중간 영역과 겨드랑이 부위에 가장 많이 나타난다. 상부 영역과 흉막 횡격막각에는 나타나지 않는 경향이 있다. 양쪽 폐야를 주의 깊게 살펴본다. 흉막판은 대개 양측에 나타나므로 한쪽 흉막강에만 있는 경우 이 진단을 내리는데 주의해야 한다.
5. 횡격막을 살펴보세요. 횡격막을 따라 나타나는 흉막판은 종종 석회화되어 있다. 횡격막을 따라 짙은 흰색 줄무늬 음영(칼슘)이 보이면 흉막판이 있음을 의미한다.
6. 백색도의 특징을 살펴본다. 흉막판은 흉막 삼출액과는 달리 얼룩덜룩한 형태를 띠며, 흉막 삼출액은 더 균일하다. 흉막판은 내부에 석회화 부위가 불규칙하게 분포되어 지도 모양이나 호랑가시나무 잎 모양을 띠기도 한다. 흉막의 가장자리를 살펴본다. 경계가 불분명한 '동반 그림자'와는 달리 흉막판은 뚜렷하게 구분되어야 한다.
7. 환자의 이전 영상을 비교한다. 흉막판은 느리게 자라거나 정체되어 있으며 이전 영상 검사에서 발견되어야 한다.

중피종(Mesothelioma)

중피종은 흉막의 악성 종양이다(그림 5.16; 박스 5.3). 중피종으로 인한 음영은 흉막 음영의 특징과 악성 종양 음영의 특징을 모두 보인다.

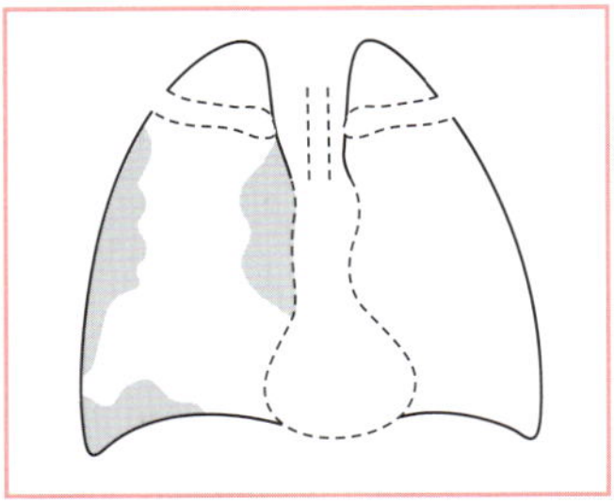

그림 5.16 석면 노출 병력이 있는 68세 남성의 흉부 X선 촬영(CXR). 환자는 우측 흉벽 통증으로 병원에 왔다. CXR에서 우측 폐 상부, 중부, 그리고 기저부 주변에서 소엽성 흉막 비후가 관찰되었으며, 종격동 우측 옆에서도 흉막 비후가 더 뚜렷하게 나타났다. 다른 환자의 중피종 CT는 그림 5.17에 나와 있다.

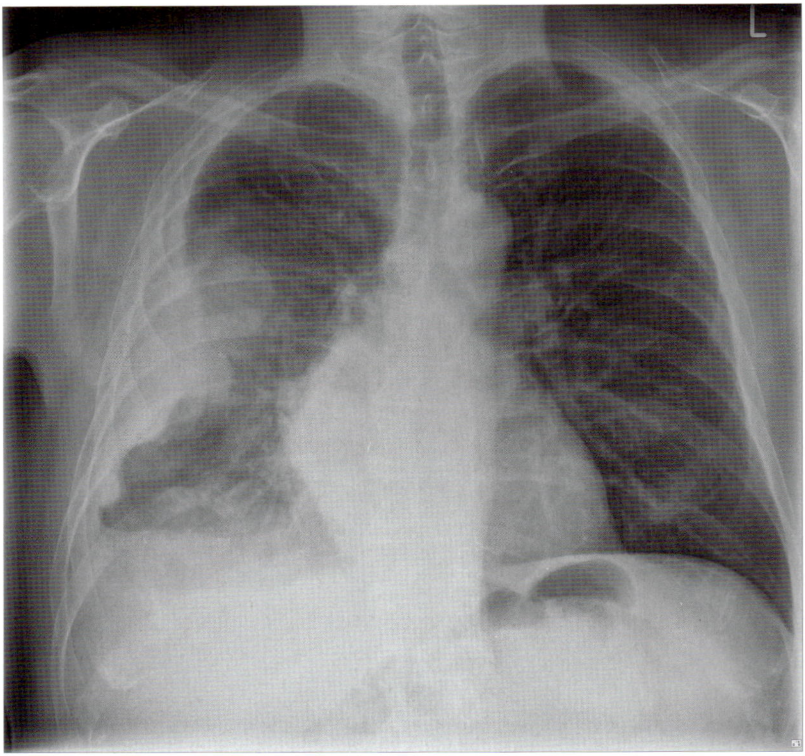

박스 5.3 흉막 종양(Pleural tumours)

중피종(Mesothelioma)

원발성 흉막 선암(Primary pleural adenocarcinoma)

흉막 육종(Pleural sarcoma)

흉막 섬유종(Pleural fibromas)

이차성 흉막 종양(폐, 흉선, 신장, 유방, 위, 흑색종, 림프종)

만약 백색 음영이 중피종으로 의심된다면:

1. 백색 음영 분포를 주의 깊게 살펴보고 폐 경계를 따르는지 확인한다. 그렇지 않고 주로 주변부에 분포하는 경우, 백색 음영은 흉막에서 기원한 증거이다.
2. 백색 음영의 경계를 확인한다. 경계가 소엽성이라면 악성 종양을 시사한다(그림 5.16 참조).
3. 백색 음영의 위쪽 가장자리를 확인한다. 주요 감별진단은 흉막 삼출액이다. 위쪽 가장자리가 소엽성이고 반월상 음영이 보이지 않으면 흉막 삼출액일 가능성이 낮다.
4. 환측의 폐용적을 비교한다. 환측의 폐용적 감소는 중피종 가능성을 증가시킨다.
5. 중피종의 방사선학적 진단을 위하여 일반적으로 CT 스캔이 필요하다.

흉부 전산화단층촬영에서 흉막 질환(Pleural disease on a CT scan)

흉막은 매우 얇기 때문에 CT 스캔에서는 잘 보이지 않는다. 흉벽 안쪽 표면의 회색 영역이 증가하면 흉막 질환을 의심해야 한다. 흉막 이상은 나선형 CT 촬영 영상(그림 5.17 – 5.20)에서 가장 잘 보인다.

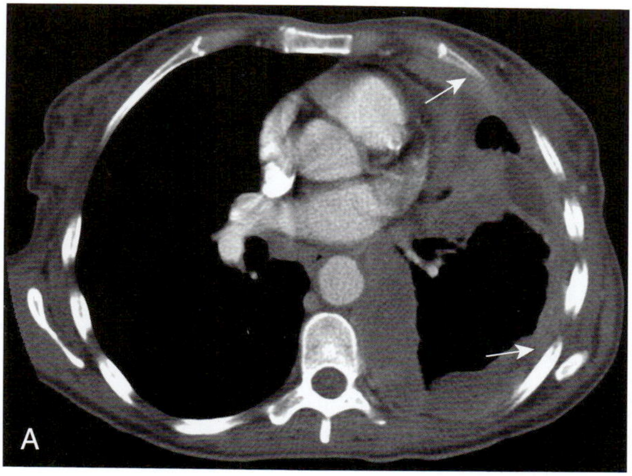

그림 5.17 (A) 폐를 둘러싸고 열구까지 이어지는 광범위한 흉막 비후를 보여주는 중피종의 CT 사진(화살표).

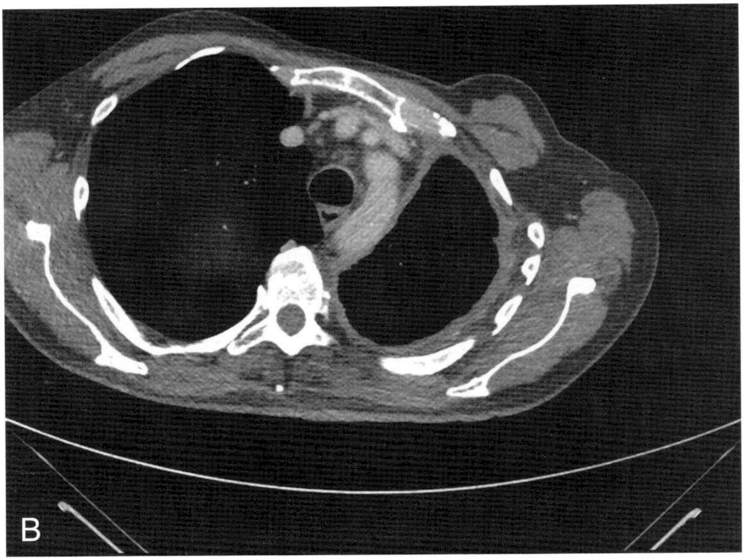

그림 5.17 (B) 악성 흉막 비후로 보다 미세한 흉막 비후를 보인 사례.

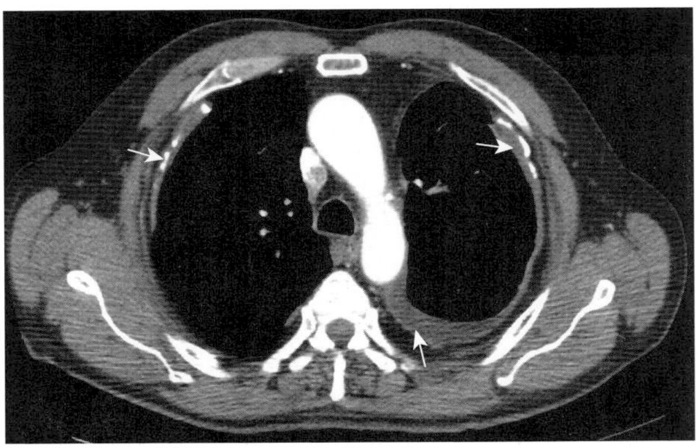

그림 5.18 석면 노출 병력이 있고 비정상 CXR 소견을 보인 환자의 CT. 흉막 삼출액 내 폐 가장자리에 회색 선(아래쪽 화살표)으로 두꺼워진 흉막 부위가 보인다. 두꺼워진 흉막의 일부 부위에 흰색 음영이 보이는데, 이는 석회화된 흉막판(위쪽 화살표)이다.

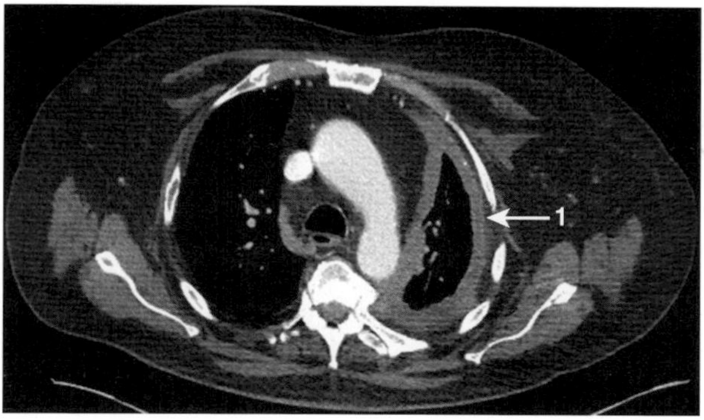

그림 5.19 석면 노출 병력이 있는 63세 남성의 CT 사진. 그는 지속적인 흉통을 호소하였다. 흉막이 뚜렷하게 두꺼워진 음영이 좌측 폐를 둘러싼 회색 음영으로 보인다**(1)**. 또한, 좌측 폐가 더 작아 보이는 점에 주목한다. 이러한 양상과 통증 병력은 악성 중피종을 시사한다.

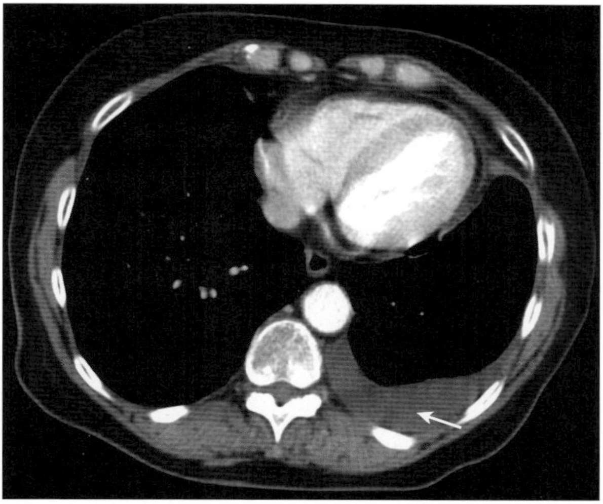

그림 5.20 호흡곤란이 심해진 48세 남성의 CT. 환자는 등을 대고 누워 있으며, 좌측 폐 후면에 매끄럽고 오목한 가장자리(화살표)를 가진 짙은 회색 음영이 보인다. 이는 단순 흉막 삼출액으로, CT에서 '반월상 징후'가 나타나는 것을 보여준다.

흉막은 두 겹으로 되어 있으며, 그 사이에 공간이 있을 수 있다. 흉막 비후는 내장(폐) 흉막이나 벽측(흉벽) 흉막에 영향을 미칠 수 있다. 흉막의 이중층은 폐의 열구(fissure)를 따라 이어져 있다.

흉벽 안쪽 주변의 음영이 증가한 경우:

1. 연조직 검사창에서 흉막 음영의 강도(색깔)를 확인한다.
   a. 회색인가요? 가장 흔한 흉막 이상은 흉막액이다. 흉막액은 흉벽 근육보다 더 어둡게 보인다. 흉막 음영이 흉벽과 같으면 흉막 비후일 가능성이 더 높다.
   b. 흰색인가요? 흉막 석회화일 가능성이 더 높다. 흉막판은 석회화된 부위에 매우 밝은 흰색 음영을 포함하는 경우가 많다.
2. 흉막 음영의 경계가 매끄럽나요, 아니면 소엽형(lobulated)인가요?
   a. 경계가 매끄럽나요? 흉막액 또는 흉막 비후일 수 있다. 짧지만 상당히 깊은 여러 개의 뚜렷한 병변은 흉막판일 가능성이 높다.
   b. 경계가 소엽형인가요? 악성 종양일 가능성이 더 높다.
3. 흉막 음영이 매우 광범위하거나 불규칙한 부분 음영인 가요?
   a. 양성 흉막 비후 및 악성 흉막 질환, 특히 중피종은 흉막의 훨씬 더 넓은 영역에 걸쳐 훨씬 더 확장된 비후를 나타낸다.
   b. 흉막판은 더 작고(보통 길이 1~4 cm) 뚜렷하게 나타난다. 흉막판과 중피종은 모두 석면 노출 후 발생할 수 있으므로, 두 가지가 함께 발견될 수 있다.
4. 위치를 확인한다. CT 촬영을 위해 환자가 평평하게 누워 있을 때 소량의 흉막 삼출액이 일반적으로 흉벽 아래에 위치한다. 다량의 흉막 삼출액은 폐를 둘러싸고 압박하여 폐 바깥쪽 일부가 고형화된다. 흉막 삼출은 열구(fissure)로 흘러 들어갈 수 있다.
5. '정상' 흉막을 확인한다. 농흉의 경우, 조영제 증강 검사를 하면 흉막 삼출과 흉막이 '증강'되어 정상보다 더 하얗게 보일 수 있다.
6. 흉막 악성 종양의 특징이 있나요? 흉막 비후가 흉벽을 침범하거나 갈비뼈를 침범하나요? 악성 흉막 비후는 종격동 표면까지 확장될 수 있지만, 양성 흉막 비후는 종종 종격동까지 확장되지 않는다.

폐결절(Lung nodule)

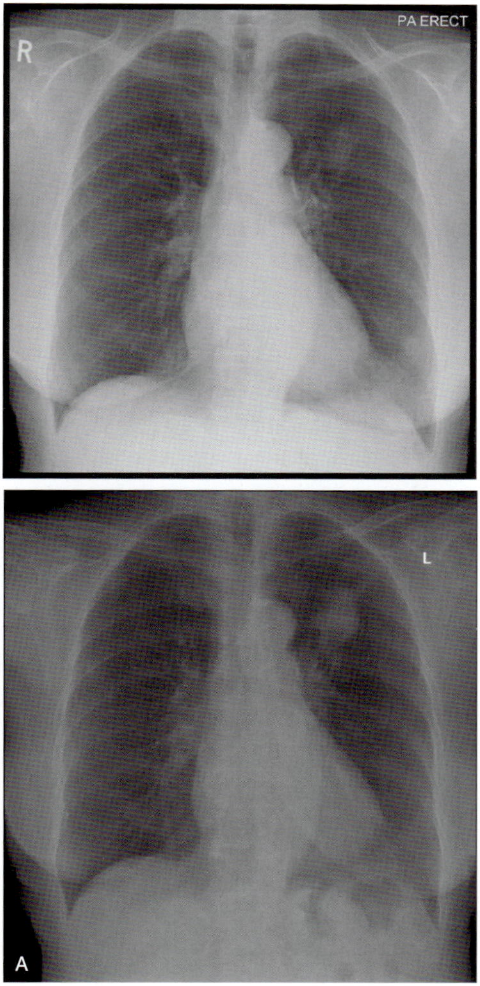

그림 5.21 (A) 두 영상 모두 좌측 상부에 폐 결절을 보여준다. 첫 번째 영상에서는 더 미세하고 작다. 두 번째 영상에서는 더 크고 더 빽빽하게 보인다. 두 사례 모두 폐암으로 인한 결절이다. 이러한 결절이 발견되면, 오래된 결절일 경우 양성일 수 있으므로 이전 영상 검사를 먼저 검토해야 한다. 그러나 일반적으로 CT 스캔을 이용한 추가 영상 검사와 정확한 진단을 위해 폐암 다학제팀으로 의뢰한다.

폐 결절은 폐 영상 내에 위치한 뚜렷한 백색 음영을 말한다(그림 5.21 및 5.22; 박스 5.4). 직경이 3 cm 미만이다. 동전 병변은 잘 정의된 결절형 병변을 의미하며, 대개 둥글지만 반드시 둥글지 않다. 폐결절의 중요한 의미는 암일 가능성이다. 다른 가능성으로는 국소적인 경결, 농양 또는 흉막 이상 등이 있다. 이상 부위를 평가할 때 다음 단계를 따른다.

1. 병변의 가장자리를 살펴본다. 침상, 불규칙 또는 소엽 모양의 가장자리는 악성 종양을 시사한다.
2. 석회화 부위를 살펴본다. 이 부위는 짙은 흰색(뼈와 밀도가 동일)이며 병변의 나머지 부분보다 훨씬 밀도가 높다. 악성 병변에서는 석회화가 드물며, 일반적으로 다른 진단을 시사한다.

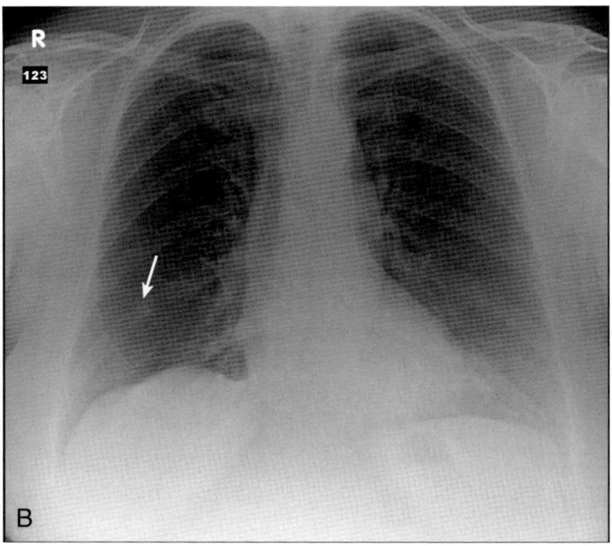

그림 5.21 (B) 오른쪽 후방 9번째 갈비뼈(화살표) 위로 돌출된 미세한 둥근 결절. 눈에 잘 띄는 결절과는 달리, 이 결절은 크기가 작고 갈비뼈 위에 위치하기 때문에 쉽게 간과될 수 있다. 이처럼 미세한 결절은 작은 폐암을 나타낼 수 있으므로 주의 깊게 관찰해야 하며, 이 단계에서는 종종 완치가 가능하다. 이러한 결절은 폐야를 매우 주의 깊고 체계적으로 판독해야만 발견할 수 있다. 이 환자는 CT 영상 촬영이 필요하다.

3. 백색 음영의 특징을 살펴본다. 병변에 공동이 있는 경우, 중심이 주변보다 어두울 수 있다. X선 영상을 볼 때 멀리서 보는 것이 공동을 더 쉽게 찾을 수 있기 때문에 X선 영상에서 멀리 떨어져서 본다.
4. 공기-기관지 음영을 살펴본다. 이는 경결의 징후이므로 종양에서 매우 드문 소견이다. 그러나 일반적으로 느리게 성장하는 폐암의 특정 유형인 비늘모양 선암종은

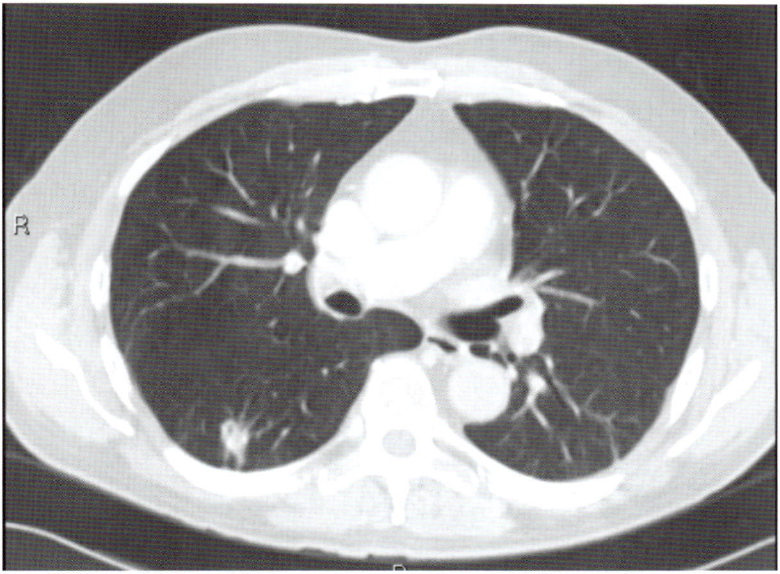

그림 5.22 오른쪽 하엽에 작은 결절. 결절 앞쪽에는 작은 공동이 있다. 이는 작은 폐암으로 밝혀졌으며, 조기에 발견되어 성공적으로 제거되었다.

박스 5.4 단일 폐결절의 원인(Causes of solitary pulmonary nodules)

양성 종양, 예를 들어, 과오종(hamartoma)
악성 종양, 예를 들어, 기관지폐암, 단일 전이성 폐암
감염, 예를 들어, 폐렴, 농양, 결핵, 포낭종(hydatid cyst), 폐경색(Infarction)
류마티스 결절(Rheumatoid nodule)

감염성 경결처럼 보일 수 있다. 추적 검사에서 경결이 해소되지 않으면 종양에 의한 경결을 의심해야 한다. 경결에 대한 내용은 59~64p의 "경결" 부분을 참조한다.

5. 다른 동전 병변 및 결절을 살펴본다. 두 개 이상이 있는 경우 전이성 질환을 강력히 시사한다.
6. 병변 주변부 이상 소견을 살펴본다. 종양은 원위부에 감염으로 인한 경결이나 허탈 부위와 같은 문제를 일으킬 수 있다.
7. X선 영상의 나머지 부분을 주의 깊게 살펴본다. 악성 종양은 종격동 림프절 종대, 국소 골 침윤 또는 전이와 관련이 있을 수 있다. 또한 흉막 삼출액이 동반될 수 있다.
8. 가능하다면 이전 영상을 살펴본다. 종양은 성장한다. 따라서 이전 영상에서 병변이 있었다면 이전 영상과 현재 영상의 크기를 비교한다. 일부 종양은 느리게 성장하지만, 2년 이상 병변의 형태가 변하지 않았다면 악성일 가능성은 낮다. 또한 이전 영상 이후 불투명도가 매우 빠르게 나타났다면 감염과 같은 대체 진단을 고려해 본다.

공동성 폐 질환(Cavitating lung lesion)

일부 동전 병변은 공동화될 수 있다(박스 5.5). 동전 병변을 확인했다면 공동의 특징을 살펴보는 것이 중요하다.

박스 5.5 공동성 폐질환의 원인

농양(Abscess)
종양(Neoplasm)
폐렴 주위의 공동(Cavitation around a pneumonia)
경색(Infarct)
다발성 혈관염 육아종증(Granulomatosis with polyangiitis)
류마티스 결절, 드물다(Rheumatoid nodules, rare)

1. 병변의 중앙을 보고 주변부와 비교한다. 중앙이 더 어두우면 공동(cavitation)을 시사한다.
2. 체액 수면을 확인한다. 병변 내부에 수평선이 있는지 확인한다. 선 아래에는 흰색(체액)이 있고, 위에는 검은색(공기) 영역이 있다. 체액 수면은 공동에서 흔히 나타나며, 공동을 시사한다.
3. CT 영상 촬영을 이용할 수 없는 경우 측면 영상을 확인한다. 특히 후방 또는 하부에 위치할 때 측면 영상에서 공동과 체액 수면을 더 쉽게 볼 수 있다.
4. 과거 영상을 확인한다. 병변이 오래되었다면 공동이 발생하는 것을 볼 수 있다.

공동성 병변을 진단하는 경우(그림 5.23 및 5.24A, B):

1. 폐암은 공동성 병변의 원인이다. 조직학적 소견이 편평세포암인 경우 공동이 관찰되는 경우가 많다. 그러나 다른 원인도 있다. 농양, 경색, 다발성혈관염을 동반한 육아종증(GPA, 이전에는 베게너 육아종증이라고 불림)과 같은 결합 조직 질환 등이 있다.

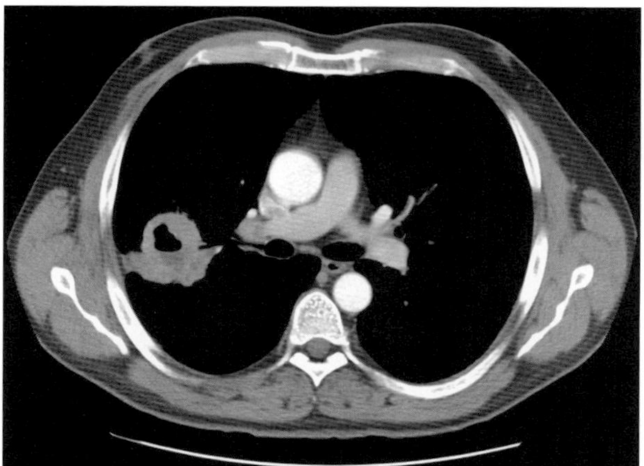

그림 5.23 중심부가 검은색인 결절로 공동 형성. 편평상피세포폐암으로 진단되었다.

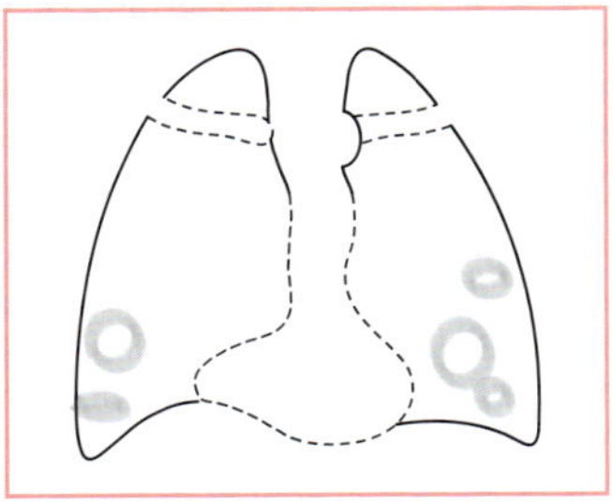

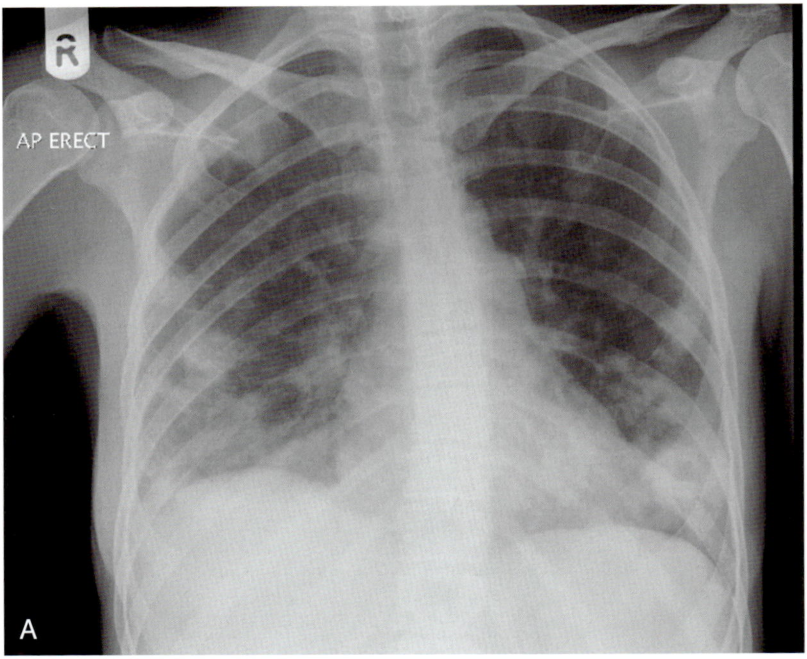

그림 5.24 (A) 폐에 여러 개의 잘 정의되지 않은 병변을 보여주는데, 대부분 폐 하부에 있다. 자세히 살펴보면 병변들이 흰색 벽과 검은색 중앙을 가진 공동(cavity) 형태임을 알 수 있다. PACS 시스템의 확대경을 사용하면 그 형태를 파악하는데 도움이 된다. 이 환자의 경우, 공동이 발생한 패혈성 색전증이 원인이었다. 폐에 여러 개의 공동성 병변이 발생하는 원인은 다양하며, 다발성혈관염을 동반한 육아종증과 같은 결합 조직 질환이나 전이성 폐암도 포함된다(박스 5.5 참조).

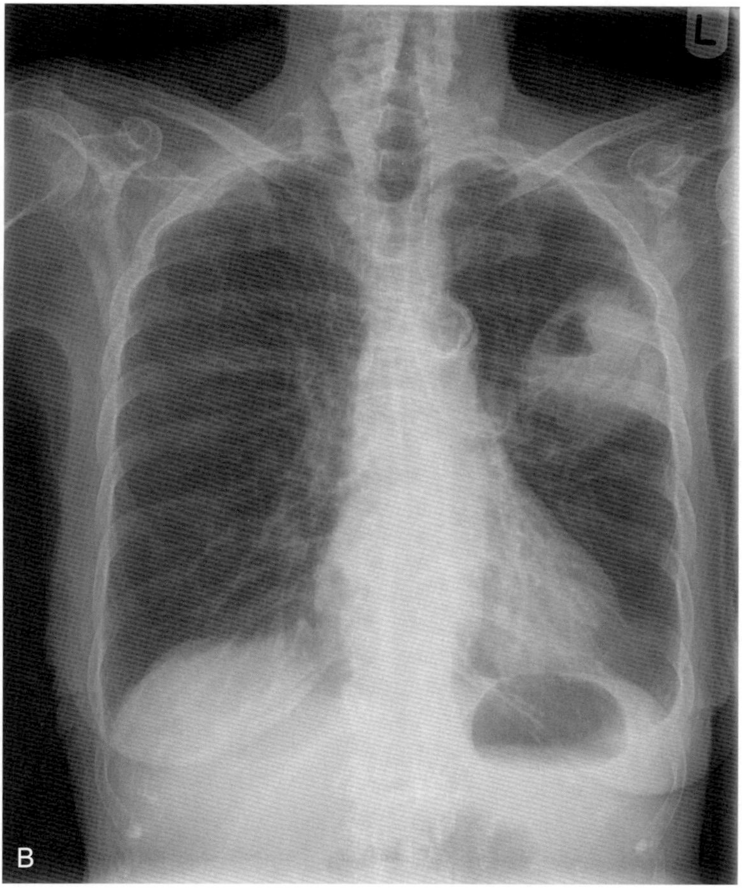

그림 5.24(B) 좌측 중앙부에 있는 단일 공동성 종괴 병변. 이 병변은 벽이 훨씬 두껍다. 이 병변은 공동성 종양으로 인한 것으로 밝혀졌다. 벽의 두께로 인해 종양으로 진단될 가능성이 더 높다.

2. 공동의 벽을 살펴본다. 병변이 농양이 아닌 신생물일 때 공동 벽이 더 두껍다 (>5 mm). 이 규칙이 항상 적용되는 것은 아니지만, 벽이 두꺼울수록 병변이 신생물일 가능성이 높다. 신생물에서는 벽이 잘 구분되는 경우가 많다.
3. 공동 내부를 자세히 살펴본다. 공동 내부에 흰 공이 있는 것처럼 보인다면, 이는 아스퍼길로마(aspergilloma) 의 특징이다. 아스퍼길로마는 기존 공동 내에 형성되는 진균성 공(fungus ball)모양으로 생긴 병변이다.

좌심부전(Left ventricular failure, LVF)

전반적 또는 국소적 음영의 원인으로 심부전을 의심하는 경우(그림 5.25A, B):

1. 심장 크기를 확인한다. 좌심실 확장이 있으면 심부전을 강력히 시사한다. 흉부영상촬영(PA)에서 심장의 최대 직경은 흉곽 최대 직경(심장흉곽비)의 절반보다 작아

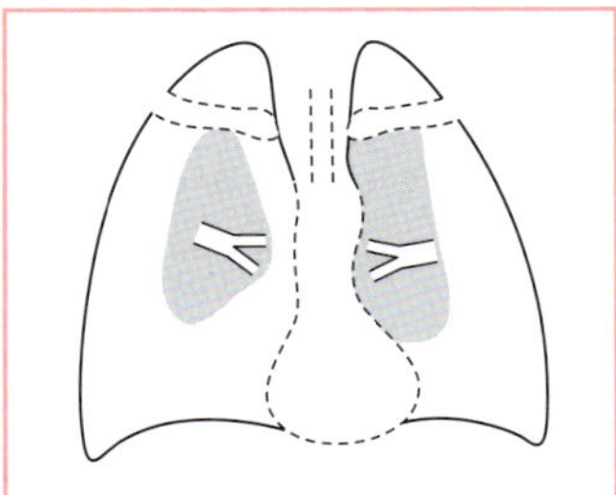

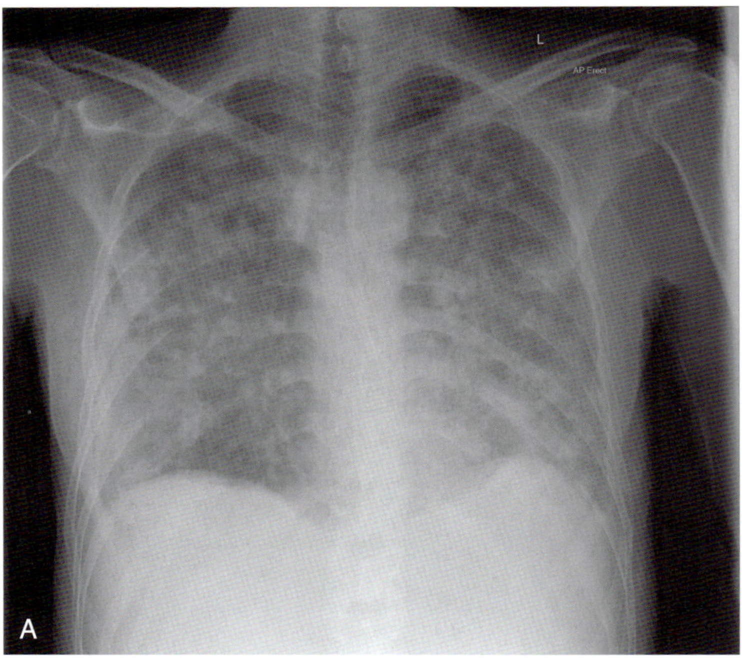

그림 5.25 (A) 급성 심장 질환 환자. 이 환자의 흉부 영상은 폐부종의 특징적인 중앙 공기 공간(air space) 음영을 보인다. 또한, 이 환자의 양측 흉막에 소량의 삼출액이 존재한다.

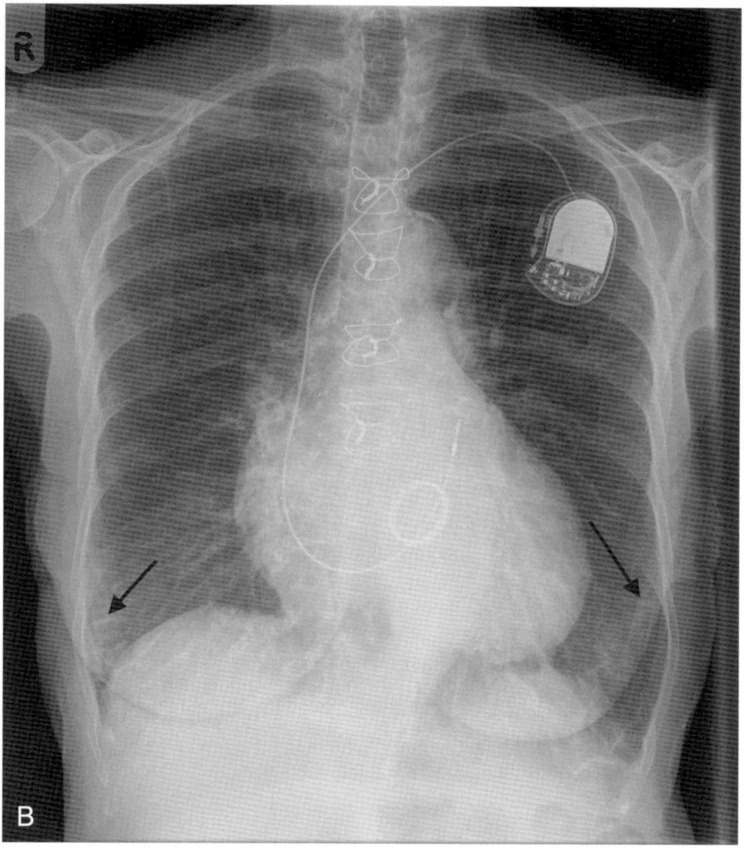

그림 5.25 (B) 이 환자는 심비대, 심박조율기, 그리고 매우 선명하게 보이는 중격선(septal lines, 화살표)을 가지고 있다. 이는 소엽간 림프관내 체액으로 인한 초기 체액 과부하 때문이다. 중격선은 초기 체액 과부하를 나타내는 유용한 징후이다. 림프관 암종증 전이도 유사한 증상을 보일 수 있다는 점을 유념해야 한다. 환자에게 심부전의 명확한 임상적 징후가 없다면, 이를 감별진단의 가능성으로 간주해야 한다. 환자는 인공 금속 판막 치환술도 받았다는 점에 유의한다.

야 한다. 이보다 크면 좌심실 비대와 같은 심장 이상이 있다. 이는 관련된 음영이 좌심실 부전(LVF, 심장 음영 확대의 다른 원인은 8장 참조) 때문임을 시사한다. 전후방(AP) 이동형 영상에서는 심장이 앞쪽에 위치하여 확대되어 나타나므로 심장 크기에 대해 언급할 수 없다. 급성 좌심실비대에서는 심장 비대가 나타나지 않을 수도 있다.

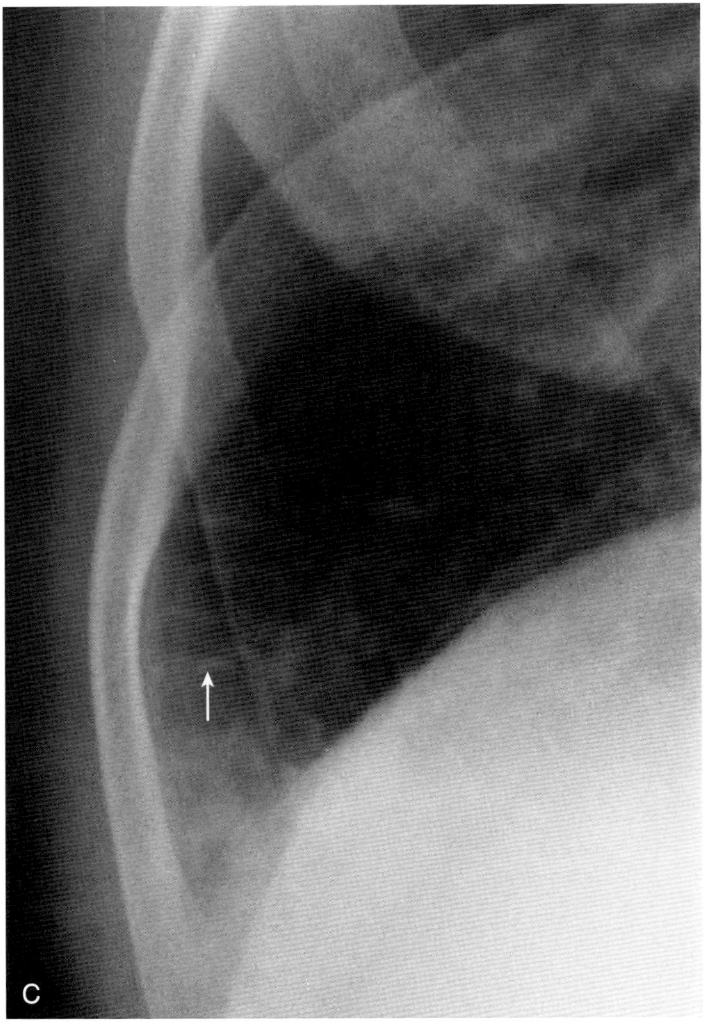

그림 5.25 (C) 이 확대된 이미지는 폐부종의 특징인 수평 중격선(화살표)을 명확하게 보여준다. 이 선은 Kerley B 선으로도 알려져 있다.

2. 중격선 또는 Kerley B선을 확인한다. 중격선은 소엽간 중격의 부종으로 인해 발생한다. 중격선은 수평이고 가지를 치지 않는 흰색 선으로, 흉골횡격막각 바로 위 폐 주변에서 가장 잘 보인다. 중격선은 보통 초기 체액 과다 시에 나타난다.

3. 상엽과 하엽 혈관의 크기를 비교한다. 폐문(hilum)에서 비슷한 거리에 있는 상엽과 하엽 혈관을 확인하여 너비를 비교한다. 상엽 혈관이 하엽 혈관보다 좁아야 한다. 크기가 같거나 상엽 혈관이 더 넓다면 상엽 혈액 전위가 있는 것으로, 이는 심부전의 첫 징후이다. 이는 기립 상태 영상 촬영에만 적용된다. 앙와위 상태 촬영에서 상엽 혈액 전환은 정상이며, 심부전을 시사하는 것은 아니다. 상엽 혈액 전위는 폐포 저산소증으로 인하여 폐하부 세동맥 혈관 수축으로 인해 발생한다.
4. 폐문부에서 퍼져 나가는 흰색을 확인하여 '박쥐 날개' 모양을 띠는지 확인한다. 이는 중증 심부전에서 관찰되는 모습이다. 백색 음영의 원인이 심각한 심부전임을 확인하려면 상엽 혈액 전환과 Kerley B선을 다시 살펴본다. 또한 폐문(hilum)도 살펴본다. 폐부종의 경우, 폐문이 팽창되어 보일 수 있으며, 폐문 근처 혈관이 흐릿하게 보일 수 있다.

좌심부전(LVF)과 CT

CT 영상에서 좌심부전에 따른 폐부종을 진단하려면, 단순 CXR에서 확인했던 것과 동일한 특징으로 심장 비대, 간질성 부종 소견 등을 살펴봐야 한다(그림 5.26).

1. 심장 크기를 확인하고, 일반 CXR에서와 마찬가지로 심장 직경과 흉부 직경을 비교한다. 일반 CXR과 마찬가지로 심장은 흉부 직경의 절반보다 작아야 한다. CT 영상에서 좌심실과 우심실을 구분할 수 있다. 좌심실은 우심실보다 커야 하며, 이 차이는 좌심실 부전(LVF)에서 더욱 두드러진다.
2. 중격선을 확인한다. 일반적으로 소엽간 중격선은 CT 영상에서 보이지 않는다. 좌심실 부전(LVF)과 폐부종에서는 소엽간 중격선과 소정맥 부종이 CT 영상에서 보인다. 폐 내에서 육각형의 흰색 선으로 보일 수 있다.
3. 폐부종의 징후인 간유리 음영을 확인한다. 이것은 폐의 아래 부분에 나타나며, CT 영상에서 환자가 등을 대고 누워 있을 때 후방에 나타난다. 폐야의 후방과 전방을 살펴본다. 후방 부분이 전방 부분보다 미세하게 흰색이면 폐부종이 원인일 수 있다.
4. 흉막 삼출액을 살펴본다. 흉막 삼출액은 보통(항상 그런 것은 아니지만) 양측에 나타난다. 폐 영상 창에서 이것은 뚜렷하고 대개 곡선 경계가 있는 흰색 영역으로 나

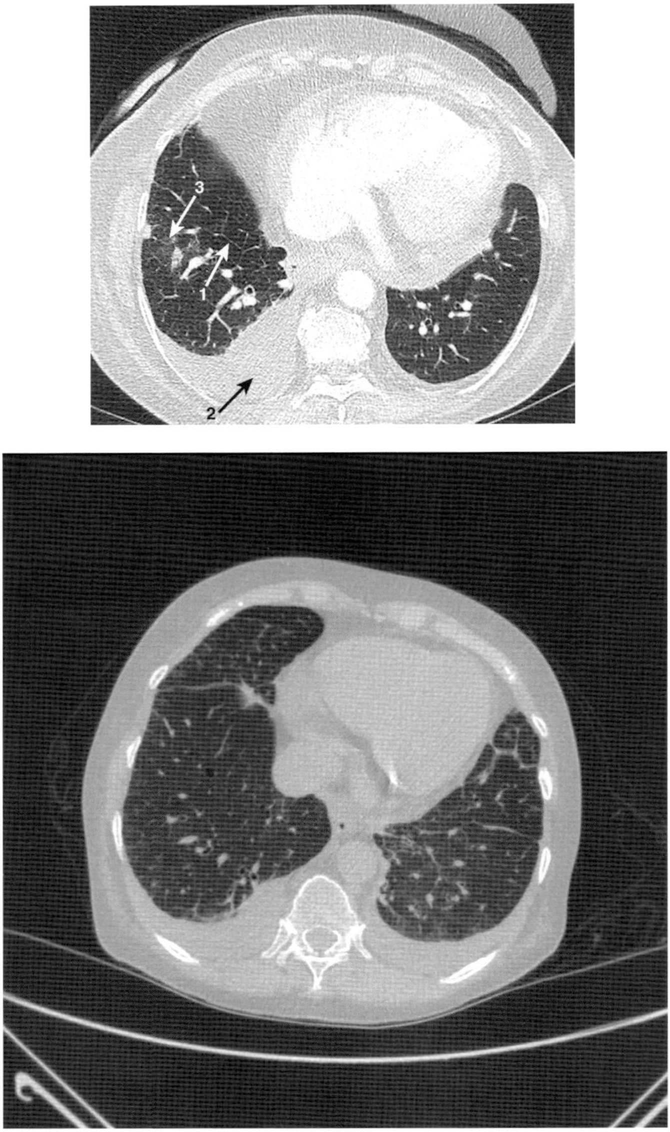

그림 5.26 호흡곤란을 호소하는 환자의 폐 영상 창 설정 CT. 환자의 호흡곤란이 심해지고, 환자는 발작성 야간 호흡곤란(PND)과 기립성 호흡곤란을 호소했다. CT 영상은 폐부종의 전형적인 소견을 보여준다. 우측 폐 기저부의 폐엽간 격막선**(1)**, 심장 비대, 우측 흉막삼출액**(2)**, 그리고 미세한 간유리 음영이**(3)** 관찰된다. 아래쪽 영상에서 좌측 폐에서 더 쉽게 관찰되는 폐엽간 격막 비후와 양측 흉막삼출액을 더 잘 보여준다.

타난다. 환자가 등을 대고 누워 있을 때 삼출액은 후방에서 발생한다. 종격동창에서 삼출액은 공기(검은색)와 뼈(흰색)의 밀도 사이이므로 회색으로 나타난다. 흉막 자체는 정상이어야 하므로 흉막 질환의 경우처럼 흉막 비후의 징후가 보이지 않아야 한다.

급성호흡곤란증후군(ARDS)

급성호흡곤란증후군은 폐부종처럼 보이는 폐포의 혼합성 혼탁(백화)을 보이는 CXR과 동반된 호흡부전으로 정의된다.

폐부종의 또 다른(그리고 훨씬 더 흔한) 원인은 좌심실부전(LVF)이며, 이 역시 호흡부전의 원인이다. 따라서 양쪽 폐에 흰색 음영이 있는 CXR을 확인하고 급성호흡곤란증후군이 의심되는 경우, 다음과 같은 단서를 살펴본다.

1. 영상 분포를 살펴본다(그림 5.27). 급성호흡곤란증후군(ARDS)에서는 양쪽 폐에 모두 나타나야 하며, 이는 정의의 일부이다. 영상의 특성도 살펴본다. 일반적으로 영상의 경계가 명확하지 않아 명확한 경계를 보기 어렵다. 또한 경결의 특징이 있을 수 있는데, 경결 영상에서 공기-기관지 음영을 볼 수 있다.
2. 급성호흡곤란증후군과 좌심실부전을 구별하려면:
   a. 심장 크기를 확인한다. 좌심실 심부전에서는 심장이 클 것으로 예상되고, 급성호흡곤란증후군(ARDS)에서 심장은 정상 크기일 수 있다.
   b. 음영 분포를 다시 확인한다. 좌심실 심부전(LVF)에서는 중심부에 더 많이 나타나는 경향이 있고, 급성호흡곤란증후군(ARDS)에서는 주변부에 더 많이 나타난다.
   c. Kerley B 선을 확인한다. 급성호흡곤란증후군에서도 발생하지만, 좌심실 심부전(LVF)에서 훨씬 더 흔하다.
   d. 흉막 삼출액이 있는지 확인한다. 흉막 삼출액은 작을 수 있으므로, 정상적인 흉골횡격막각(costophrenic angle)의 소실 여부를 확인하기 위해 횡격막 가장자리를 주의 깊게 살펴본다. 흉막 삼출액은 급성호흡곤란증후군(ARDS)에서도 발생할 수 있지만, 좌심실 심부전(LVF)에서 훨씬 더 흔하다.

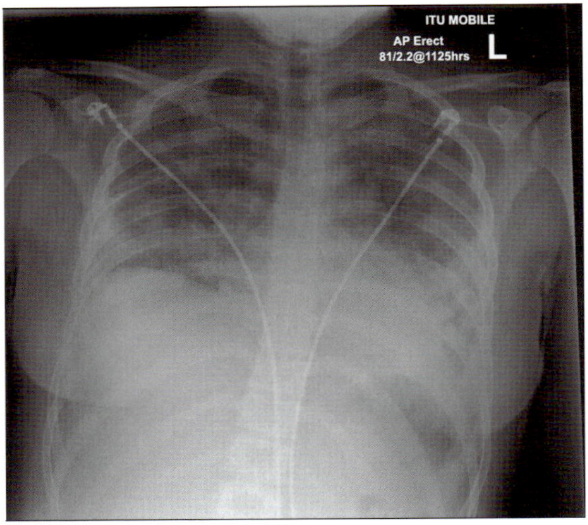

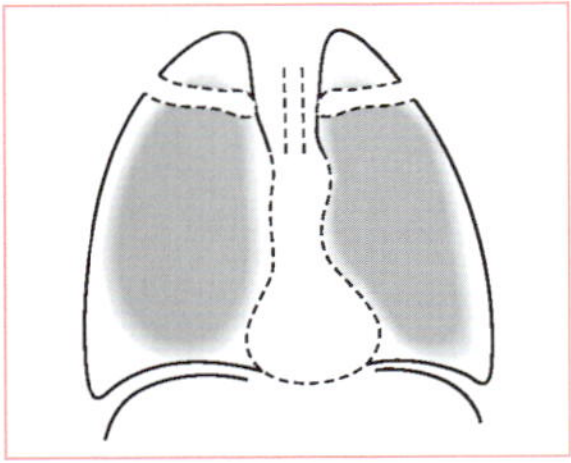

그림 5.27 이 두 방사선 사진은 급성호흡곤란증후군의 경증 및 중증 사례이다. 폐에는 대칭적인 백색 음영이 관찰된다. 위 이미지에서는 명확하지만 아래 이미지에서는 훨씬 더 미세하다.

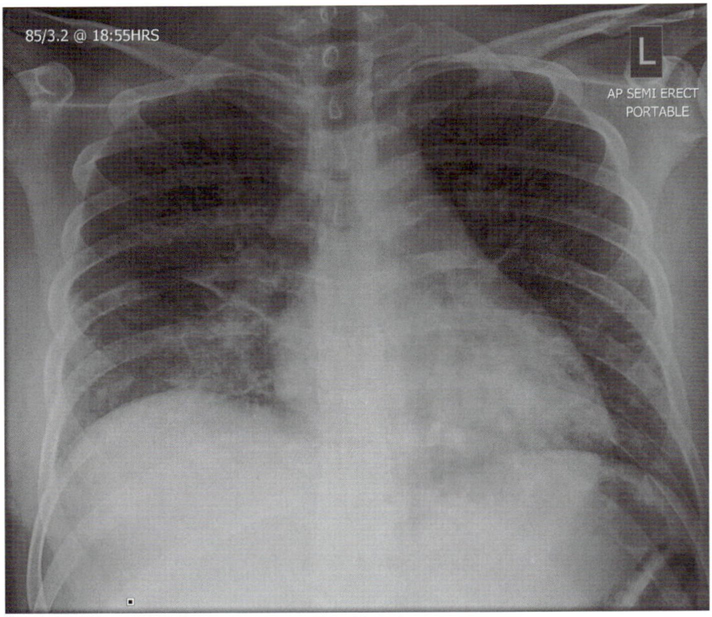

e. 과거 영상을 확인한다. 이전 필름에서 큰 심장과 흉막 삼출액이 있다면, 좌심실 심부전(LVF)일 가능성이 높다.

일반 흉부 X선 촬영 영상(CXR)이 급성호흡곤란증후군(ARDS) 진단을 시사한다고 확신하는 경우, 원인에 대한 단서를 찾아야 한다. 급성호흡곤란증후군의 원인은 다양하며(박스 5.6), 대부분은 병력과 진찰을 통해서 알 수 있다. 그러나 음영의 비대칭적 분포, 즉 한쪽 폐의 음영이 다른 쪽보다 훨씬 더 큰 경우, 폐 손상이 원인일 수 있다. 급성호흡곤란증후군 발병 직전에 촬영한 단순 방사선 촬영(CXR)은 명확한 폐렴 소견을 보일 수 있다(급성호흡곤란증후군합병증은 박스 5.7 참조).

박스 5.6 급성호흡곤란증후군의 원인

급성호흡곤란증후군은 폐포 또는 내피 세포에 대한 손상으로 인해 세포 간 접합부의 무결성이 손상되어 폐포로 체액이 누출된다. 원인은 다음과 같다:

흡인(독성 가스 흡입 포함)
폐 외상
폐렴
방사선 노출
패혈증
약물 남용을 포함한 약물
익사/유해 물질 흡입
외상 후 지방 색전증
과민 반응
수혈 반응
췌장염

박스 5.7 급성호흡곤란증후군의 합병증(Complications of ARDS)

급성호흡곤란증후군(ARDS) 환자는 매일 CXR 검사를 반복해야 한다. 질병 진행 또는 호전 징후를 관찰한다. ARDS 치료 시 양압환기 사용으로 인한 기압 손상으로 인한 기흉이나 폐기낭 발생 여부를 관찰한다.

급성호흡곤란증후군(ARDS)과 전산화단층촬영

전산화단층촬영은 ARDS 진단을 확인하고 병인과 예후에 대한 유용한 정보를 제공한다(그림 5.28).

ARDS 진단 시 CT 검사에서 관찰할 사항:

1. 양쪽 폐에 백색 영상 소견이 있는지 확인한다. 급성호흡곤란증후군(ARDS)은 항상 양측성이다.
2. 이상 소견의 특징을 살펴본다. 가장 흔한 이상 소견은 간유리 음영과 경결이다.
3. 간질성 비후를 확인한다. 이는 선형 음영을 나타낸다.
4. 음영 분포를 확인한다. 이는 병인에 대한 단서를 제공할 수 있다. 일반적으로 음영이 비대칭적으로 분포하는 것은 폐 질환 때문일 가능성이 높고, 대칭적으로 분포

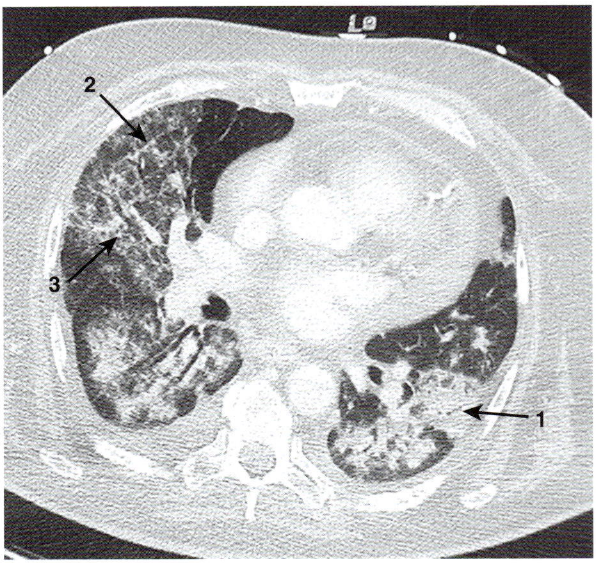

그림 5.28 ARDS 전산화단층촬영 폐 영상 창 설정. 54세 남성은 그람 음성 패혈증의 합병증으로 제1형 호흡 부전을 보였다. CT 영상은 급성 호흡곤란증후군(ARDS)의 전형적인 특징을 보여준다. 경결 영역**(1)**, 간질성 음영**(2)**, 그리고 간질성 비후**(3)**를 포함하는 양측 음영을 관찰한다. 이러한 변화는 폐질환이 아닌 원인으로 발생된 ARDS와 동일하게 비대칭적이다.

하는 것은 폐외 질환일 가능성이 높다. 하부 영역에 국한된 음영보다 미만성 음영은 예후가 더 나쁘다.

기관지 확장증(Bronchiectasis)

기관지 확장증은 단순 CXR로는 진단하기 어려울 수 있다(그림 5.29). 기관지 확장증이 기관지 음영 증가의 원인이라고 의심되는 경우, 다음과 같은 특징을 살펴본다.

1. 고리 모양 영상. 고리처럼 보이며 지름이 최대 1 cm까지 다양하다. 하나만 나타날 수도 있지만, 보통 무리 지어 나타나 '포도 송이'처럼 보인다. 고리 모양 그림자는 손상된 기관지를 나타낸다.
2. 기차길 모양(tramline) 영상. 폐 주변부에서 발견할 수 있다. 검은색 음영으로 구분된 두 개의 굵은 흰색 평행선으로 이루어져 있다. 정상적인 흉부 X선 영상(CXR)에서 폐문(hilum) 근처에 평행선이 나타나는 것은 흔하지만, 이 선들은 실제로는 가는 선이다. 진정한 기차길 모양 영상은 더 두껍고 반드시 폐문 근처에 있는 것은 아니다. 기차길 모양 영상은 측면에서 볼 때 손상된 기관지를 나타낸다.
3. 관(tubular) 모양 음영. 최대 8 mm 너비의 굵고 두꺼운 흰색 음영이다. 측면에서 볼 때 분비물로 가득 찬 기관지를 나타낸다. 흔하지는 않지만, 존재하면 기관지 확장증을 시사한다.
4. 장갑 손가락(glove finger) 영상. 정면에서 볼 때 관 모양의 그림자가 모여 마치 장갑의 손가락처럼 보이기 때문에 이런 이름이 붙었다.

이러한 특징 중 하나라도 나타나면 기관지 확장증의 가능성을 시사한다. 그러나 정상 CXR이라고 해서 기관지 확장증 진단을 배제할 수는 없으며, CT 촬영은 기관지 확장증의 가장 민감한 진단 검사이다.

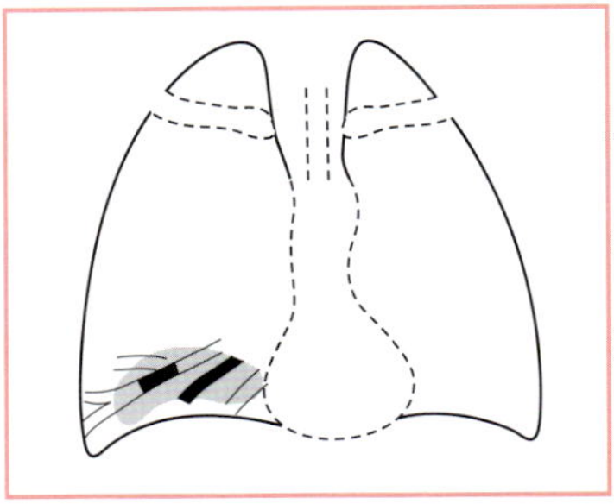

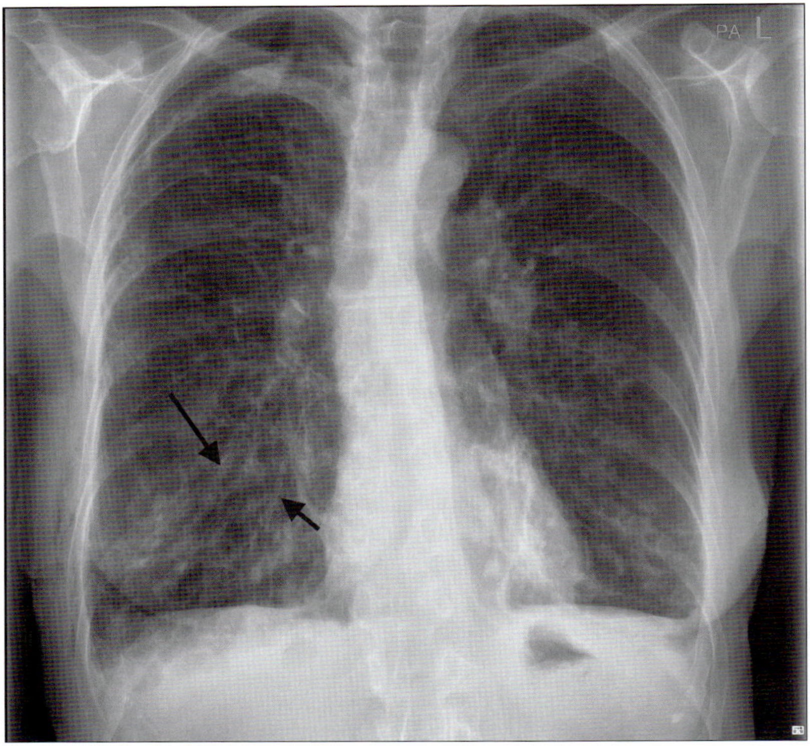

그림 5.29 기관지 확장증 영상. 평행선 쌍이 보이는 기차길 모양 평행선들(화살표)이 있는데, 이는 확장된 기관지의 두꺼워진 기관지 벽을 나타낸다.

고해상 단층촬영(HRCT)과 기관지 확장증

기관지 확장증은 단순 흉부 X선 촬영(CXR)으로도 진단할 수 있지만, 환자의 절반에서는 X선 촬영 결과가 정상이다. 따라서 기관지 확장증이 의심되고 흉부 X선 촬영 결과가 정상인 경우 고해상 단층촬영(HRCT)이 필요하다(그림 5.30). HRCT 촬영은 기관지 확장증의 원인을 밝히는 데에도 도움이 되며, 질병의 정도를 훨씬 더 정확하게 파악할 수 있다.

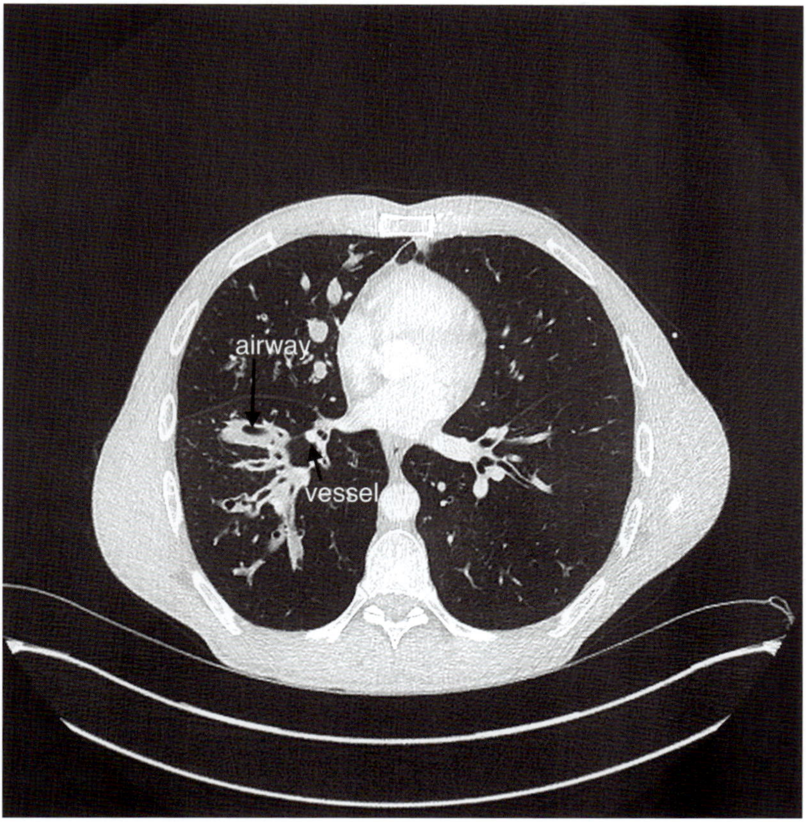

그림 5.30 기관지 확장증의 고해상 단층촬영. 기도와 혈관은 화살표로 표시되어 있다.

고해상 단층촬영에서 기관지 확장증을 진단하려면 기관지가 확장된 부위를 확인해야 한다. 여러 가지 방법이 있다. 폐 영상 창을 살펴본다.

1. 폐 주변, 기도가 둥근 부분을 살펴본다. 이 부분의 기도 직경을 주변 혈관의 직경과 비교한다. 기도의 직경이 주변 혈관의 직경보다 크면 확장된 것이다. 기도는 보통 개방되어 있으므로 가운데에 검은 구멍이 있는 반면, 혈관은 흰색이다.
2. 폐야의 중앙 1/3 부분을 살펴본다. 여기서 기도는 장축을 따라 볼 수 있으며, 기도 벽은 일반적으로 2 cm 이상 점점 가늘어진다. 가늘어지지 않으면 근위부 기도 확장이 더 심하다는 징후이다
3. 점액으로 막힌 부위를 살펴본다. 이는 점액으로 인해 기도 내강이 막힌 기도이다. 정상적인 기도는 검은 구멍(기도 내부의 공기)을 둘러싼 흰색 고리(기도 벽)처럼 보인다. 기도가 막히면 속이 차 보인다. 점액성 막은 종격동 영상 창을 통해 볼 때 기도벽보다 밀도가 낮게(더 어두울 수 있음) 보일 수 있다. 때때로 이러한 구조물이 막힌 기도인지 혈관인지 명확하지 않은 경우가 있는데, 둘 다 흰색으로 보일 수 있기 때문이다.
4. 기관지 확장증이 있는 기도 주변에서 폐에 변화가 발생하므로 기도 주변의 폐 실질을 살펴본다. 이러한 변화는 다음과 같다.
   - 무기폐로 알려진 폐허탈 부위
   - 염증성 결절과 관련된 매우 작은 기도 폐색 부위, 즉, 나무 싹 음영(tree in bud)으로 알려 짐
   - 더 큰 판형 경결 부위

고해상 단층촬영 검사는 기관지 확장증의 원인에 대한 단서를 제공할 수 있다(박스 5.8). 영상의학과 전문의는 변화의 분포를 관찰하여 가능한 원인을 파악할 수 있다. 예를 들면 다음과 같다.

- 폐의 한 엽 또는 한 구역에 국한된 경우, 폐쇄성 병변 때문일 수 있으며, 원인을 찾기 위해 연속 CT 영상 촬영 및 기관지경 검사를 통한 추가 검사가 필요하다.
- 고농도 분비물을 포함하는 확장된 소기도로 인해 발생하는 근위부 기관지 확장증 및/또는 손가락 장갑 징후는 알레르기성 기관지폐 아스페르길루스증(ABPA)에서

박스 5.8 기관지 확장증의 원인

구조적 원인, 예를 들어 폐색(암, 이물질)
감염 원인, 예를 들어 소아 백일해 또는 홍역, 결핵, 폐렴
면역 원인, 예를 들어 저감마글로불린혈증, 알레르기성 기관지폐 아스페르길루스증(allergic bronchopulmonary aspergillosis)
선천적 원인, 예를 들어 낭포성 섬유증(cystic fibrosis)
특발성 섬유화 후유증(견인성 기관지 확장증)

종종 나타난다.

- 낭포성 섬유증은 광범위하고 심각한 기관지 확장증을 유발하며, 종종 상부 구역에서 더 두드러지고, 일부 젊은 환자의 경우 폐 기저부에는 소견이 나타나지 않는다.

마지막으로, 고해상 단층촬영 영상을 볼 때 질병의 정도를 확인해야 한다. 경미한 기관지 확장증은 HRCT에서 비교적 흔히 발견되며, 환자 증상의 원인이 아닐 수도 있다. 임상 병력을 고려하여 고해상 단층촬영을 해석하고, 영상의학과 전문의와 상의한다.

섬유증(Fibrosis)

섬유증은 백색 폐의 드문 원인 중 하나이다(박스 5.9). 훨씬 더 흔한 경결이나 부종과 섬유증을 감별해야 한다(그림 5.31). 섬유증이 의심되는 경우:

1. 가능하면 이전 영상을 확인한다. 섬유화는 상당히 만성적인 과정이다. 따라서 이전에 섬유화가 있었다면 경결이나 부종보다는 섬유화일 가능성이 더 높다.
2. 음영 분포를 확인한다. 섬유화는 주로 기저부와 흉막하에서 발생하지만, 기저 원인에 따라 중간부 및 상부에도 발생할 수 있다.
3. 폐의 크기를 확인한다. 섬유화는 경결이나 부종과 달리 폐의 수축을 유발할 수 있다. 작은 폐의 존재는 섬유화를 강력히 시사한다.

박스 5.9 섬유증의 원인 (Causes of fibrosis)

특발성(Idiopathic)
외인성/직업성, 예: 외인성 알레르기성 폐포염(Extrinsic allergic alveolitis), 석면폐
감염성, 예: 결핵, 앵무병(Psittacosis), 흡인성 폐렴, COVID-19
교원성 혈관성, 예: 류마티스 관절염, 전신성 홍반 루푸스(SLE)
유육종증(Sarcoidosis)
의인성, 예: 아미오다론(Amiodarone), 부설판(Busulfan), 방사선 치료

4. 종격동의 모양을 확인한다. 섬유화는 폐의 수축을 유발하기 때문에 종격동을 끌어 당기고 윤곽이 변형된다.
5. 음영의 형태를 확인한다. 폐 섬유증은 망상-결절 음영을 보이는데, 이는 선음영이 모여 약 5 mm 직경의 결절과 고리 모양의 음영을 형성하는 것을 의미한다. 때때로 이 음영은 매우 미세하여 폐를 덮은 얇은 막처럼 보이는 간유리처럼 보이기도 한다. 나중에는 더 거칠어지며 벌집처럼 보인다. 이러한 모습을 폐부종(그림 5.25 참조)이나 폐경결(그림 5.9 참조)의 모습과 비교해 보면 매우 뚜렷하게 구분된다. 하지만 실제로는 앞서 설명한 섬유증의 다른 특징들이 진단에 더 유용한 경우가 많다.
6. 심장 경계와 횡격막을 살펴본다. 섬유증이 있는 경우 두 부위 모두 흐릿하게 보일 수 있다.
7. 혈관 음영을 살펴본다. 섬유증 부위에서는 혈관 음영이 덜 뚜렷해진다. 여러 곳의 작은 부위에서 폐허탈이 발생하기 때문이다.

고해상 단층촬영과 폐섬유증(The HRCT scan and pulmonary fibrosis)

고해상 단층촬영(HRCT)은 폐섬유증 환자 진단을 위하여 확립된 검사이다. 일반 CXR 보다 민감도와 특이도가 더 높다. 임상적으로 폐섬유증이 의심되면 환자의 X선 검사 결과가 정상인 경우에도 HRCT를 요청해야 한다. HRCT는 섬유증의 분포와 특징을 보여준다. 이는 섬유증의 병인에 대한 귀중한 단서를 제공하며 질병 진행을 추적하는 민감한 검사 방법이다.

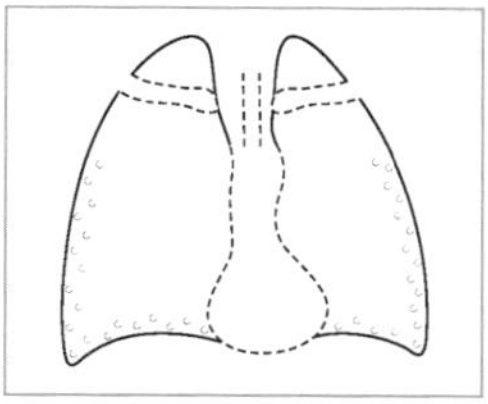

그림 5.31 경증(위) 및 중증(아래) 섬유증. 폐 하부와 주변부에 그물망 음영이 보인다. 특발성 폐섬유증 환자의 영상이다. 초기 폐 섬유증은 흉부 X선 촬영에서 발견하기 어려울 수 있으며, 그물망 음영이 뚜렷하게 보이지 않고 종격동 경계와 횡격막이 흐릿하게 보일 수 있다.

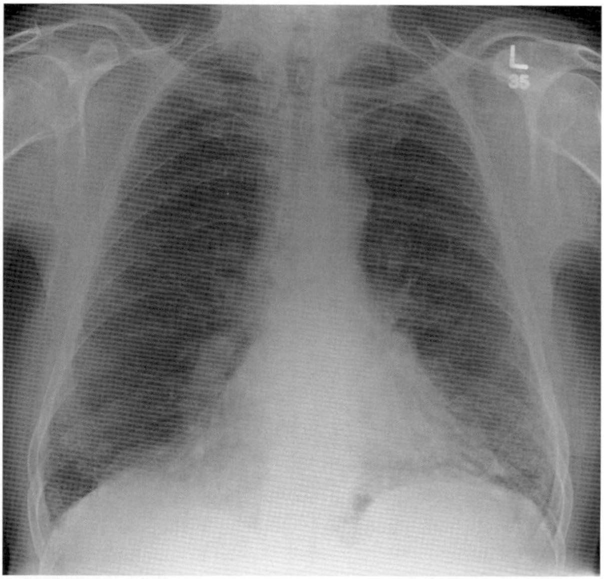

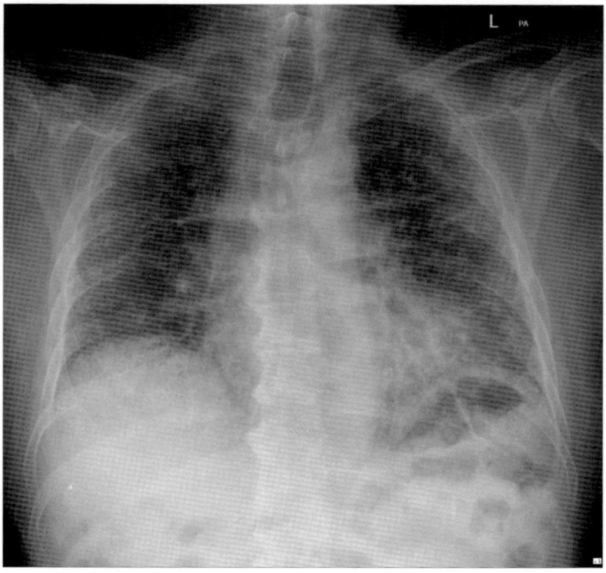

폐 실질 변화에 대한 세부 정보를 얻기 위해 HRCT를 처방한다. 따라서 폐 구조의 세부적인 부분을 확인하기 위해 HRCT 영상을 확인한다(그림 5.32).

섬유화의 확진(Confirming fibrosis)

1. 흉막을 따라 폐 가장자리를 살펴본다. 섬유화 초기의 경우, 폐로 이어지는 가장자리를 따라 톱니 모양의 가는 선이 보인다.

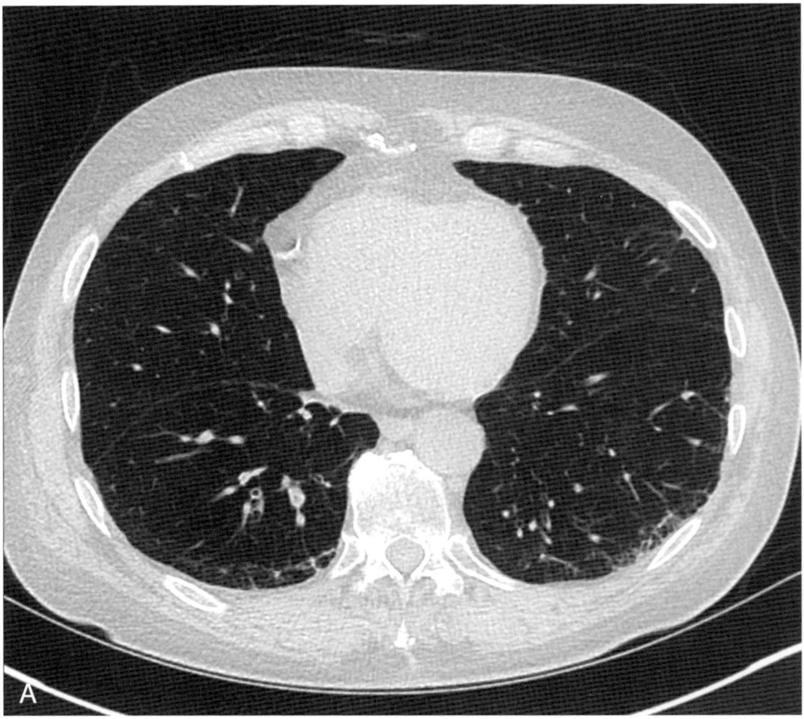

그림 5.32 (A) 폐 섬유증의 미세한 예. 폐 주변을 살펴보면 그물망처럼 보이는 망상 구조를 볼 수 있는데, 이는 초기 섬유증을 나타낸다. 섬유증 여부를 확인하기 위해 CT 스캔을 볼 때는 항상 폐 가장자리를 살펴본다. 섬유증이 더 두드러져 보일 가능성이 높기 때문이다.

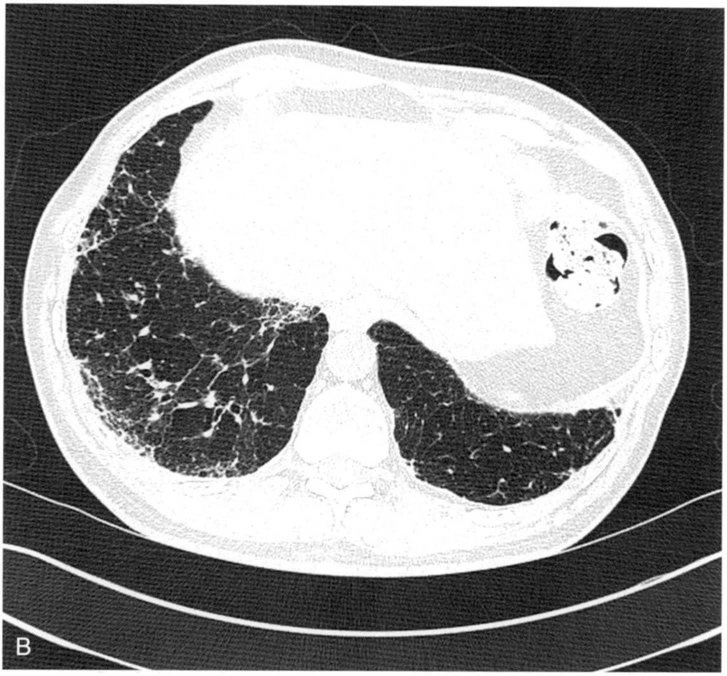

그림 5.32 (B) 중등도 폐 섬유증의 예. 그물 모양이 폐의 더 넓은 부위에서 관찰된다.

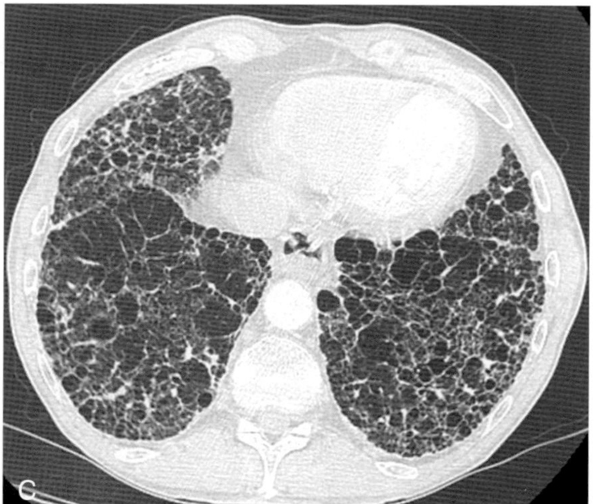

그림 5.32 (C) 진행된 섬유증의 전형적인 예. HRCT 폐 영상 창 설정. 8개월간 호흡곤란과 마른 기침이 심해진 76세 남성의 HRCT. 폐활량 측정 결과, 제한성 폐손상과 폐 확상능 감소가 나타났다. HRCT는 전형적인 벌집모양(honeycombing) 영상 소견을 보인다.

2. 폐 주변의 선들은 '벌집' 모양과 관련이 있을 수 있다. 이는 섬유화 과정 후반에 나타나며, 두꺼운 흰색 테두리로 둘러싸인 검은 공기 영역으로 구성되며, 비가역적인 섬유화를 나타낸다. 이 소견은 매우 특이적이다.
3. 기관지를 살펴본다. 구조적 변형과 용적 감소로 인하여 폐 섬유화에서는 기도 벽이 벌어진다. 기관지 확장증과 다르게 벽이 두꺼워 보이지 않는다. 이는 견인 기도 변화(traction airway change)로 알려져 있으며 섬유화에서만 나타나는 소견이다.
4. 폐에서 간유리 음영(ground glass density)을 살펴본다. 이는 매우 특이적인 모양을 보인다. 폐의 백색도가 비정상적으로 증가되어 있다. 혈관을 살펴본다. 간유리 음영(ground-glass shadowing)이 있는 경우 혈관이 여전히 보여야 한다. 혈관이 보이지 않으면 폐의 해당 부위가 경결되었다고 한다(폐 백색도 증가의 또 다른 원인). 간유리 음영은 폐 전체에 고르지 않게 분포되는 경향이 있으며, 폐의 특정 부위에 영향을 미치거나 더 작은 부위에 발생할 수 있다. 간유리 음영은 해상도가 낮아 더 명확하게 보여주기 어려운 매우 미세한 섬유화 변화를 나타낼 수도 있고, 반대로 감염이나 폐 내 체액과 같은 일시적인 이상 때문일 수도 있다. 간유리 음영만 단독으로 관찰될 경우 그 중요성을 확신하기 어렵지만, 앞서 설명한 다른 특징들과 함께 관찰될 경우 간질성 섬유화와 관련이 있을 수 있다.

원인 확인

영상의학과 전문의는 HRCT 영상을 면밀히 검토하여 폐섬유증의 원인을 파악할 수 있다. 영상의학과 전문의는 다음과 같은 여러 가지 단서를 찾아낸다.

1. 섬유화 변화의 분포
   a. 특발성 폐 섬유화, 결합 조직 질환에 이차적인 섬유화 그리고 석면증 등은 불규칙적인 분포와 흉막하, 주로 기저부에 섬유화 변화가 나타나는 것이 특징이다.
   b. 유육종증(sarcoidosis)은 주로 상부 및 중간 영역과 폐문(hila) 주변에서 변화를 일으킨다.
2. 소엽간 격막의 모양. 림프관 암종증에서는 소엽간 격막이 불규칙하게 두꺼워진다. 흉막에도 일부 결절성 침윤이 관찰될 수 있지만, 그 분포는 일반적으로 유육종증과 같지 않다.

3. 흉막의 모양. 석면 폐 질환에서 폐 섬유증은 종종 흉막 변화, 특히 흉막 비후 및 석회화된 흉막판과 동반된다.
4. 종격동 변화. 유육종증의 경우, 초음파 검사에서 석회화된 종격동 림프절 종대가 현저하게 관찰될 수 있다. 그러나 이는 모든 말기 섬유증 원인에서 흔히 나타나는 소견이다.

고해상 단층촬영(HRCT) 검사는 간질성 폐질환의 원인을 정확하게 파악할 수 있다. 하지만 정확도는 판독자의 숙련도에 크게 좌우된다. 따라서 이러한 검사는 경험이 풍부한 영상의학과 전문의의 판독을 받는 것이 매우 중요하다. 영상의학과 전문의에게 판독에 도움이 되는 충분한 임상 정보를 제공하여야 한다.

간유리 음영(Ground-glass shadowing)

간유리 음영은 고해상도 단층촬영(**HRCT**)에서 흔히 발견된다(그림 **5.33**). 폐 영상 창에서 관찰되며 폐 실질의 백색도가 미세하게 증가하는 현상이다. 경결과 구별하려면 혈관을 살펴본다. 간유리 음영에서는 혈관이 가려지는 경결과 달리 혈관을 여전히 볼 수 있다. 기도를 살펴본다. 경결에서는 기도 벽이 가려져 흰색 음영(공기-기관지 음영) 안에 기도 내 공기만 검은색 구조물로 보인다. 간유리 음영에서는 기도 내강과 벽이 모두 보이지만, 정상보다 약간 덜 선명하다.

간유리 음영은 폐포 공기량의 감소 또는 폐포 벽의 두께 증가로 인해 공기 대 조직의 비율이 변할 때 발생한다. 폐포 공기 감소는 폐포 또는 소기도의 부분적 허탈로 인해 발생하며, 폐포 벽 두께 증가는 부종이나 염증으로 인해 발생할 수 있다. 따라서 간유리 음영의 감별 진단은 매우 광범위하며 기도 질환, 간질성 폐 질환, 혈관 질환을 포함한다. 또한, 비늘모양 선암종 및 전암성 질환인 비정형 선종성 과형성증(**atypical adenomatous hyperplasia**) 과 같은 악성 및 전이암 질환에서도 관찰될 수 있다.

음영 분포를 살펴보면 원인에 대한 단서를 얻을 수 있다. 표 **5.1**은 간유리 음영의 원인과 분포를 보여준다.

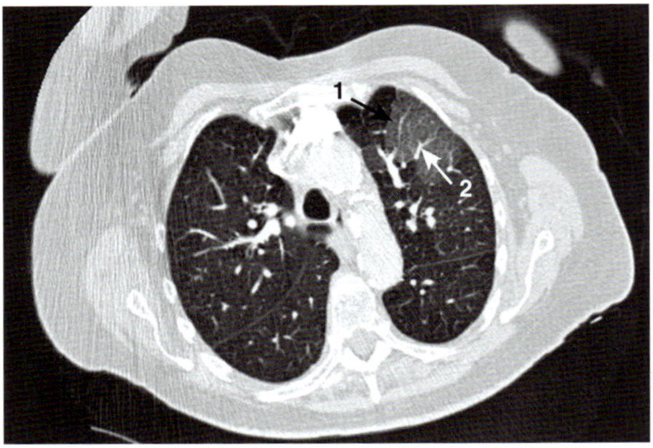

그림 5.33 전산화단층촬영 폐 영상 창 설정. 바이러스성 흉부 감염으로 추정되는 환자의 CT. 좌측 폐 앞쪽에 흐릿하게 보이는 간유리 음영**(1)** 영역이 보인다. 혈관**(2)**이 보이고 공기-기관지 음영은 없다.

표 5.1 간유리 음영의 원인

원인	CT에서 간유리 음영의 분포	다른 양상
주폐포자충 폐렴(PCP)	폐문 주위, 중간 구역	격막 비후, 폐낭종
단순 호산구성 폐렴	주변 말단, 중간 및 상부 구역	자연적으로 호전되는 경향
급성 호산구성 폐렴	양측성, 우세한 분포 구역 없음	
통상성 간질성 폐렴(UIP)	주변 및 기저부, 뚜렷한 특징 없음	CT 소견은 대개 섬유화와 벌집 모양이 우세
비특이적 간질성 폐렴(NSIP)	흉막하 및 대칭성	간유리, 망상 및 선형 음영
특발성 기질화 폐렴(COP)	기관지주위 및 흉막하	결절 및 경결과 동반됨
급성 간질성 폐렴(AIP)	양측성 및 대칭성, 일반적으로 광범위하지만 하부 구역에서 더 우세	후기 단계에서 경결 및 섬유화
호흡기 세기관지염 관련 간질성 폐질환(RBILD)	상부 구역 선호도	섬유화 및 기관지벽 비후가 있는 음영
폐부종	후부(환자가 누워 있는 아래 부위)	큰 심장과 뚜렷한 중격선
과민성 폐렴	양측성, 중간 및 상부 구역	
약물 반응	말초성으로 더 흔하게 발생	과민성 폐렴 특징과 중복
혈관염, 다발성혈관염을 동반한 육아종증(GPA)	반점 분포(Patchy distribution)	종종 불연속 결절 및 공동 발생
특발성 폐출혈	종종 상부 구역, 반점 발생 가능	임상 양상이 특이적임

수두 폐렴(Chickenpox pneumonia)

성인 수두 폐렴은 수많은 석회화 결절을 유발할 수 있다(그림 5.34; 석회화 결절의 다른 원인은 박스 5.10 참조). 이것이 적절한 진단인지 확인하려면:

1. 결절의 분포를 살펴본다. 수두 폐렴에서는 결절이 하부와 중간 부위에 위치하는 경향이 있다
2. 결절의 밀도를 살펴본다. 결절은 석회화되어 있어 매우 흰색을 띠어야 한다.
3. 결절의 크기를 살펴본다. 일반적으로 직경이 3 mm 미만이다.

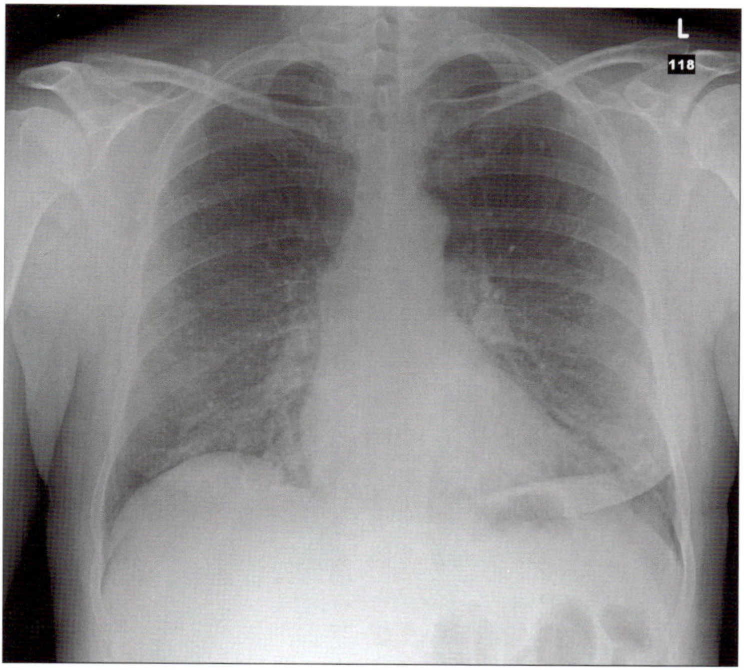

그림 5.34 급성 복통으로 입원한 여성은 전형적인 수두 폐렴 소견 영상을 보인다. 양측 폐에 석회화된 결절이 산발적으로 관찰된다.

박스 5.10 다발성 석회화 결절의 원인(Causes of numerous calcified nodules)

감염(예: 결핵, 히스토플라스마증, 수두)
흡인, 예: 규폐증(silicosis)
만성 신부전
방사선 치료 후 림프종
승모판 협착증으로 인한 만성 폐정맥 고혈압

속립성 음영(Miliary shadowing)

폐에 소결절 또는 속립성 음영이 나타나는 것은 여러 가지 이상 때문이다(그림 5.35). 그러나 정상 폐도 특히 비만 환자의 경우 소결절 또는 얼룩덜룩한 형태를 보일 수 있다. 폐에 다발성 소결절이 보인다면, 먼저 속립성 음영인지 정상 폐인지 확인해야 한다.

1. 소결절 음영 분포를 살펴본다. 주변부를 주의 깊게 살펴본다. 주변부에 음영이 있는 경우 병적인 음영일 가능성이 훨씬 높다. 때때로 정상 혈관도 간질 음영과 유사하게 보인다. 그러나 이는 일반적으로 폐야의 중심 쪽에서만 발생한다.
2. 소결절 음영을 주의 깊게 살펴본다. 속립성 음영의 경우, 음영의 투명도가 뚜렷하다. 겹쳐진 연조직의 방해로 소결절 음영이 더 흐릿하게 보일 수 있다.
3. 소결절 여러 개의 음영 투명도를 서로 비교한다. 음영이 속립성 음영인 경우, 밀도와 크기가 비슷하다.

다발성 소결절 음영이 속립성이라고 생각되면 원인에 대한 단서를 찾는다. 속립성 결핵, 유육종증, 또는 악성 속립성 전이일 가능성이 높다.

1. 분포를 다시 살펴본다. 속립성 결핵의 경우, 소결절 음영은 일반적으로 폐 전체에 무작위로 분포한다. 유육종증의 경우, 주변 폐문과 중간 구역에서 가장 심할 수 있으며, 속립성 전이의 경우 하부 구역에 더 많은 소결절 음영이 나타날 수 있다. 그러나 이러한 모든 질환에서, 소결절 음영은 폐 전체에 무작위로 분포할 수 있다.

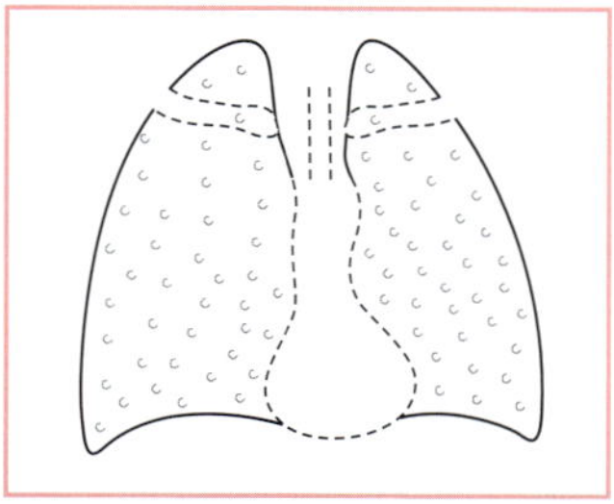

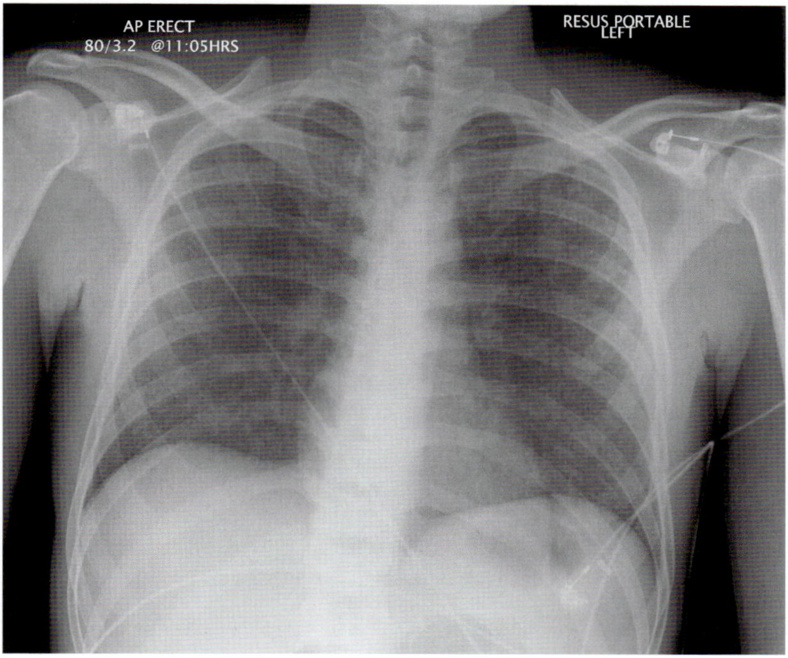

그림 5.35 젊은 환자의 영상에서 폐 전체에 걸쳐 작은 결절들이 넓게 퍼져 있으며, 소결절들은 모든 폐 구역에 고르게 분포되어 있다. 이러한 양상은 속립성 결핵과 유사하지만, 이 환자는 확진되지 않았다. 감별진단으로는 유육종증과 속립성 전이성 질환이 있다. 갑상선이나 융모암과 같은 원발성 종양은 속립성 전이를 유발할 수 있다.

2. 밀도를 살펴본다. 고밀도의 매우 흰색 음영은 먼지 관련 산업 질병이나 석회화 결핵일 가능성이 높다. 밀도가 낮은 변화는 여러 가지 이차성 질환, 유육종증 또는 속립성 소결절의 다른 원인일 수 있다.

3. 다른 질병을 감별하기 위해 X선 영상의 다른 부분을 살펴본다. 폐문을 살펴본다. 편측 폐문 비대는 결핵을 시사하고, 양측 폐문 비대는 유육종증을 시사한다. 갑상선 비대 여부를 확인하기 위해 종격동 상부를 관찰한다. 이는 갑상선암의 이차성 병변을 시사할 수 있다. 첨단부에서 결핵을 시사하는 미세한 공동성 병변을 확인한다. 그러나 결핵을 시사하는 첨부 음영은 속립성 확산이 있는 환자에게 매우 드물게 관찰된다.

결핵(Tuberculosis)

결핵은 **CXR**에 많은 변화를 일으킬 수 있다. 결핵은 종종 간과될 수 있는 진단이다. 결핵 환자는 매우 빠르게 상태가 악화될 수 있으므로 **CXR** 변화에 대한 감별 진단에 항상 포함시키는 것을 고려해야 한다.

원발성 폐결핵은 일반적으로 무증상이며 저절로 좋아지는 질환이다. 일차 감염은 폐에 일차성 복합체를 형성하게 되며, 시간이 지남에 따라 석회화되어 육아종을 형성한다. 그림 **5.36**은 이러한 육아종의 예를 보여준다. 경우에 따라 원발성 감염이 호전되지 않고 재활성화되어 나타나는 합병증을 겪게 됩니다.

노년기에 질병, 고령 또는 재감염으로 인해 면역 반응이 약해지면 원발성 감염이 재활성화되어 환자에게 증상이 나타난다. 이러한 증상에는 기침, 객혈, 발열이 포함될 수 있으며, 만성 체중 감소나 식욕 부진과 같이 더 완만하게 나타날 수도 있다. 재활성화된 결핵은 다양한 **CXR** 변화를 일으킬 수 있다. 흉막 삼출액이나 폐 허탈의 원인이 되기도 한다. 결핵을 의심하게 만드는 다른 변화로는 상엽 경결(그림 **5.37**), 단일 또는 다발성 공동성 병변(그림 **5.38** 및 **5.39**), 폐문 림프절 비대(그림 **5.40**), 또는 속립성 결핵(그림 **5.35** 참조) 등이 있다.

결핵은 폐의 만성 섬유화 변화를 유발할 수 있다. 일반적으로 이러한 변화는 그림 **5.41**에서 볼 수 있듯이 폐의 상부에서 발생한다.

그림 5.36 천식을 앓고 있는 27세 여성의 흉부 X선 사진. 우측 흉부첨부에 작은 육아종**(1)**이 우연히 발견되었다. 이는 이전의 결핵 감염으로 인한 것으로 추정되는데, 이 환자를 비롯한 많은 환자의 결핵 감염은 임상적으로 증상을 보이지 않는다. 아래 방사선 사진은 확대하지 않아도 우측 부위에서 더 명확하게 보인다.

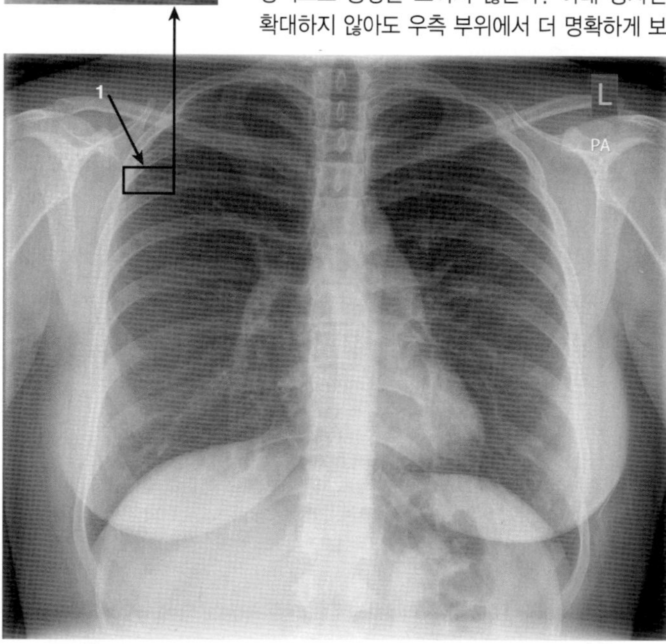

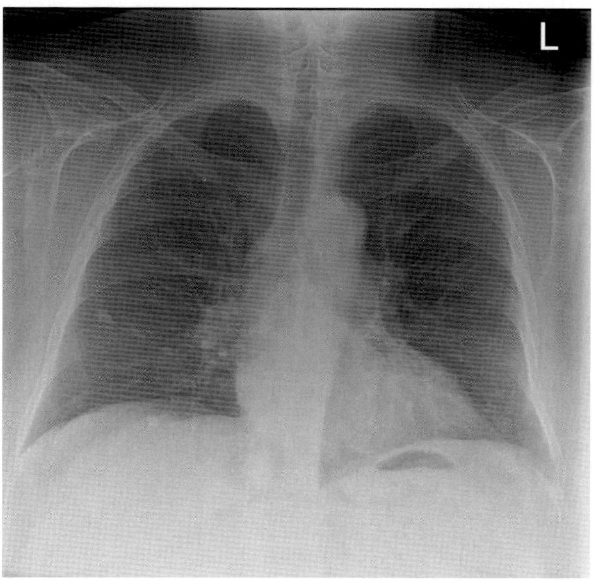

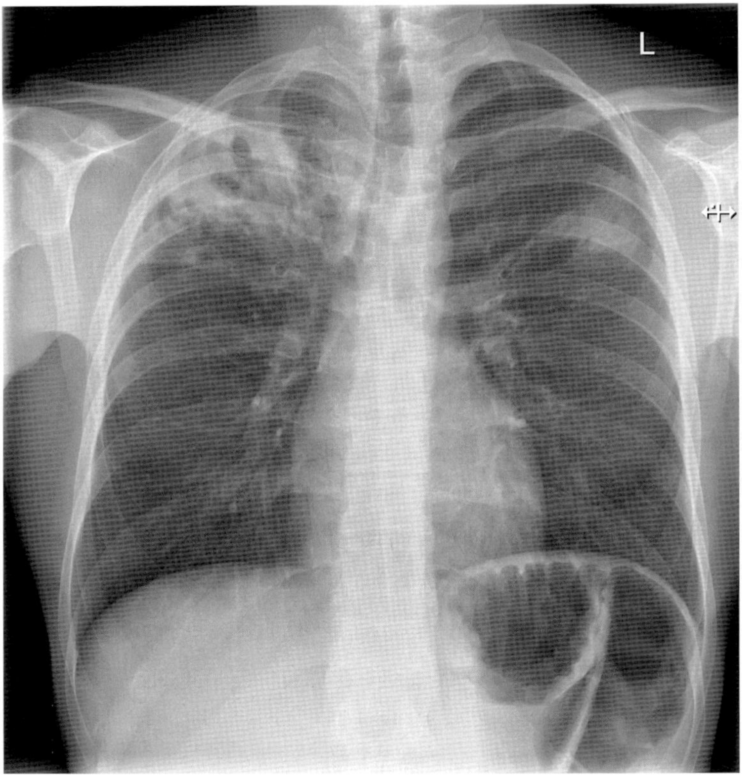

그림 5.37 상엽의 경결 부위와 우측 공동을 보여주는 CXR. 이는 활동성 폐결핵 소견이며, 전형적인 폐결핵 소견과 위치이다. 이 증례에서 수평열구가 당겨져 있는 것을 볼 수 있는데, 폐 용적 감소가 있고 섬유화 가능성이 있음을 시사한다.

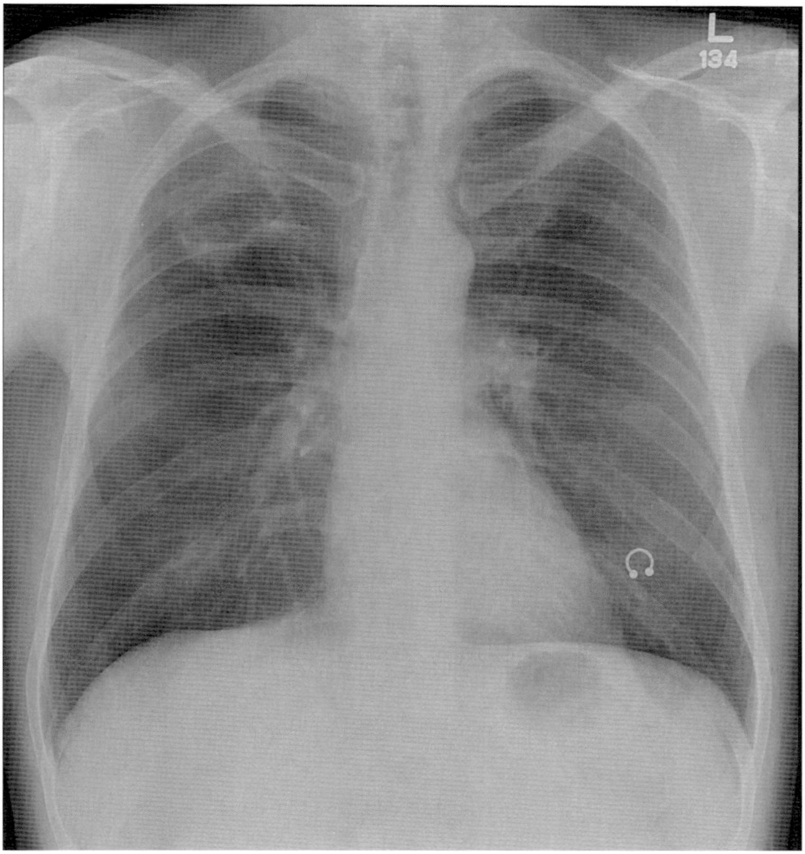

그림 5.38 결핵 치료를 완료한 26세 남성의 CXR. 오른쪽 첨부에 상당히 두꺼운 벽을 가진 공동(화살표)이 보인다.

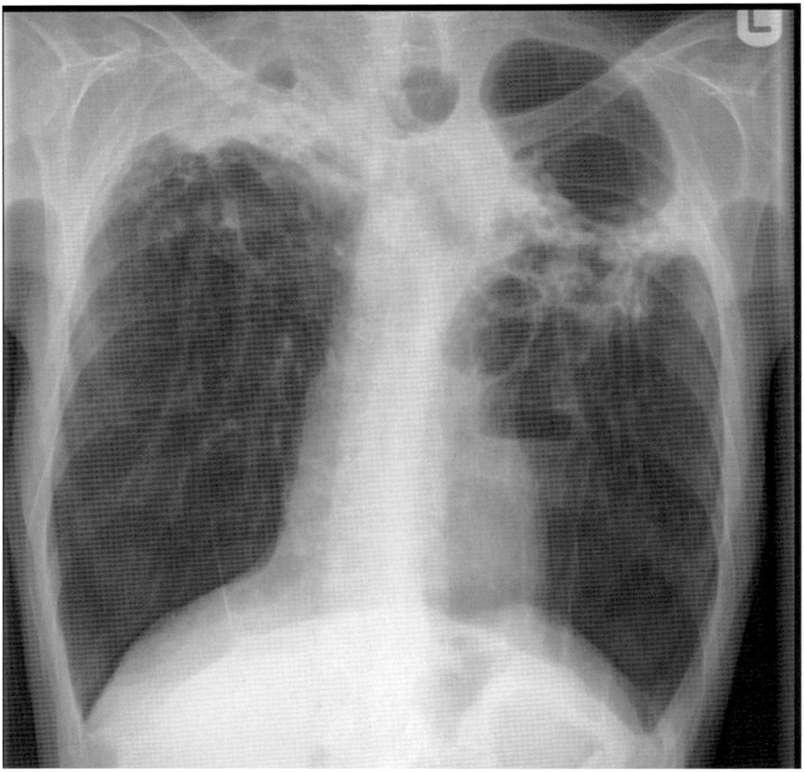

그림 5.39 이 환자는 결핵을 앓았으며, 이로 인해 상엽의 섬유화가 발생했다. 여러 개의 폐 공동이 있다. 특히 좌측 폐첨부에 큰 공동이 있다. 폐첨부에서 용적 감소가 발생하여 폐문(hila)과 같은 인접 구조물이 위쪽으로 당겨졌다. 이전 X선 촬영에서도 동일한 양상을 보였으며, 이러한 양상이 고착되고 만성화되었음을 시사한다.

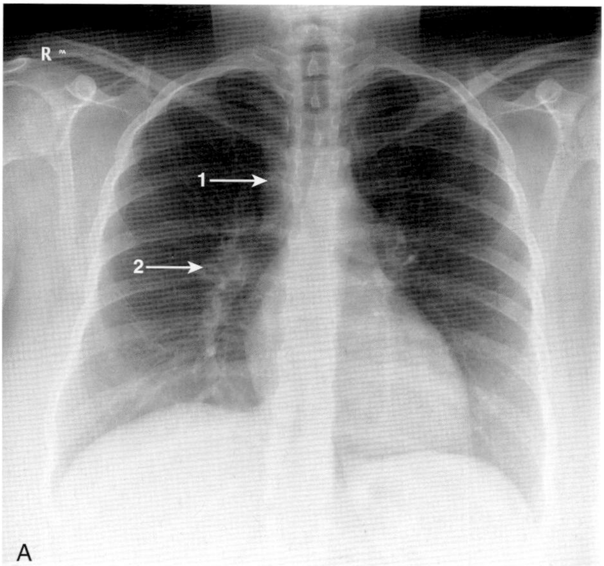

그림 5.40 (A) 폐문 림프절의 결핵. 활동성 결핵으로 인한 우측 기관주위 림프절 종대(**1**)와 우측 폐문 림프절 종대(**2**)를 보여준다.

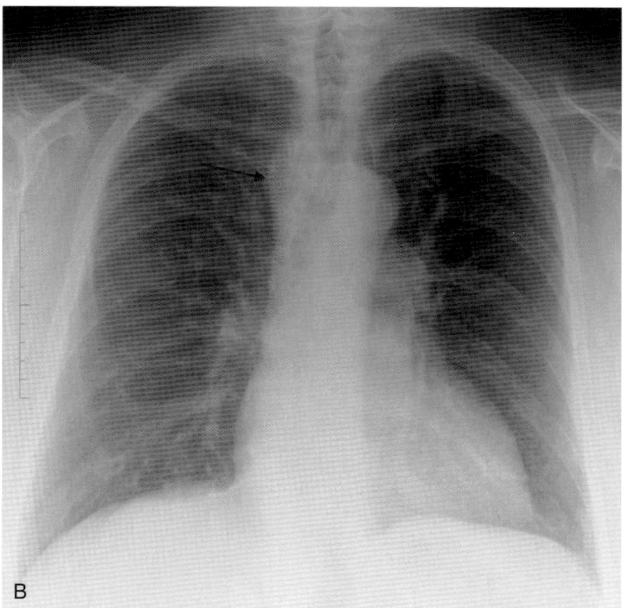

그림 5.40 (B) 우측 기관주위 림프절 종대(화살표). 이는 미세한 소견이며 쉽게 간과될 수 있다. 흉부 X선 영상에서 이 부위를 확인하는 것이 중요하다. 이 환자의 경우 활동성 결핵으로 인한 소견이었지만, 이러한 소견은 폐암을 감별 진단해야 한다.

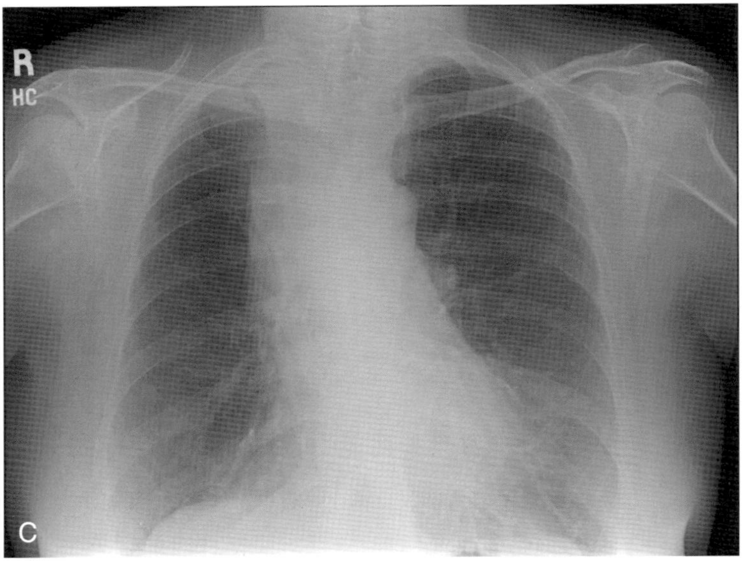

그림 5.40 (C) 우측 기관주위 중증의 림프절 종대.

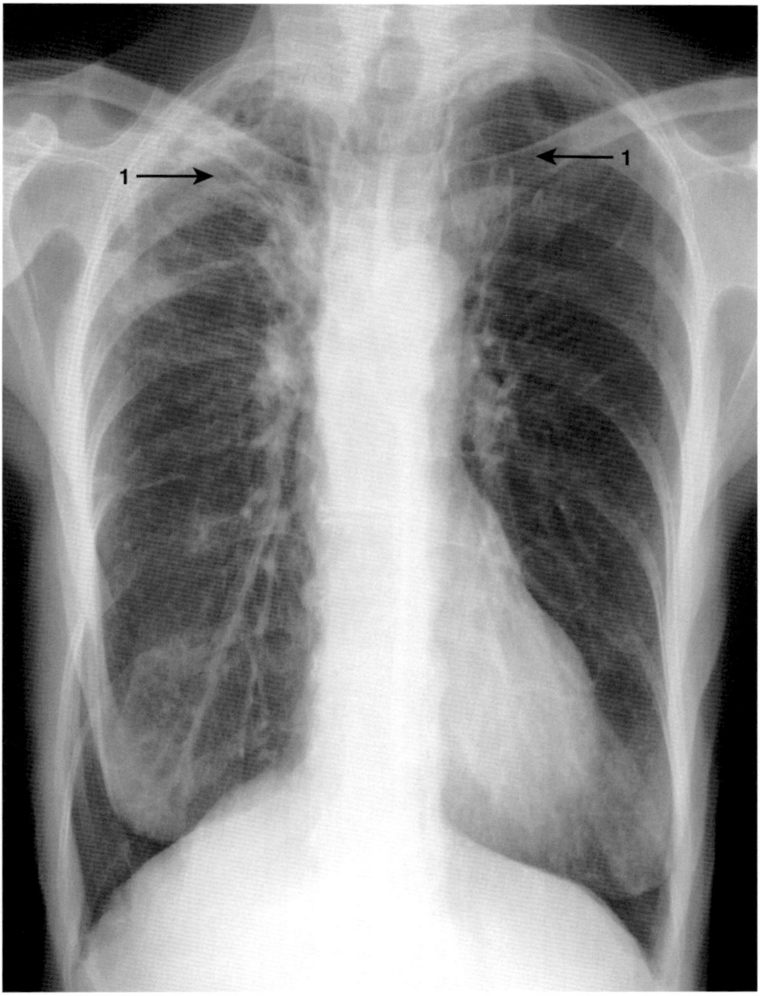

그림 5.41 오래된 폐결핵 환자의 만성 상엽 섬유화 변화**(1)**.

코로나 19 감염병(COVID-19)

COVID-19 의심 환자의 흉부 X선 검사는 그림 5.42의 두 예에서 볼 수 있듯이 특징적으로 주변 및 기저부 경결을 보인다. 흉부 X선 검사는 질병의 잠재적 중증도에 대한 정보를 제공할 수 있다. 그러나 정상 CXR라고 하여도 COVID-19를 확실하게 배제하는 것은 아니다. 중합효소 연쇄반응(PCR) 검사로 확진한 COVID-19 환자의 경우 종종 정상 CXR인 경우가 많다는 점에 유의해야 한다.

흉부 전산화단층촬영은 CXR보다 코로나 19에 더 민감하지만 특이도가 부족하다. 환자가 스캐너 위에 누워 있기 때문에 CT 스캔 장비의 오염 제거 과정이 더욱 엄격해야 한다. COVID-19 환자에게 CT 스캔의 중요한 역할 중 하나는 폐색전을 진단하는 것이다. COVID-19 환자에게 혈전 색전증 발생률이 증가하는 것으로 나타났기 때문이다. CT 영상은 COVID-19에서 회복된 환자의 섬유증 진단에도 중요한 역할을 한다. 왜냐하면 진단 당시 COVID-19 폐렴이 있었던 환자 중 일부는 나중에 폐 섬유증을 앓게 되기 때문이다.

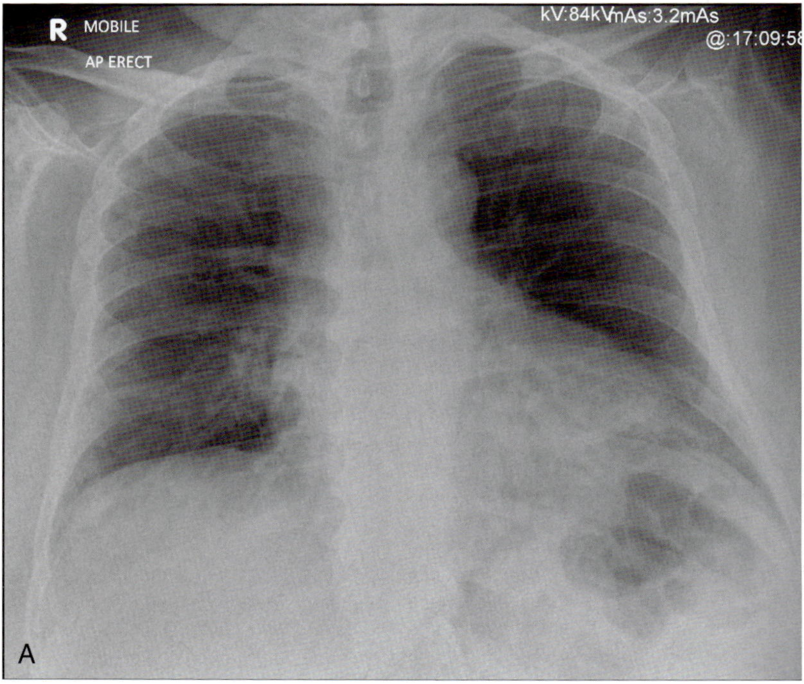

그림 5.42 (A) 대칭적인 미세한 기저부 및 주변부 경결을 보이는 CXR. 경증 COVID-19 환자 영상이다. 이러한 분포는 COVID-19에서 가장 흔하게 관찰되는 양상이다.

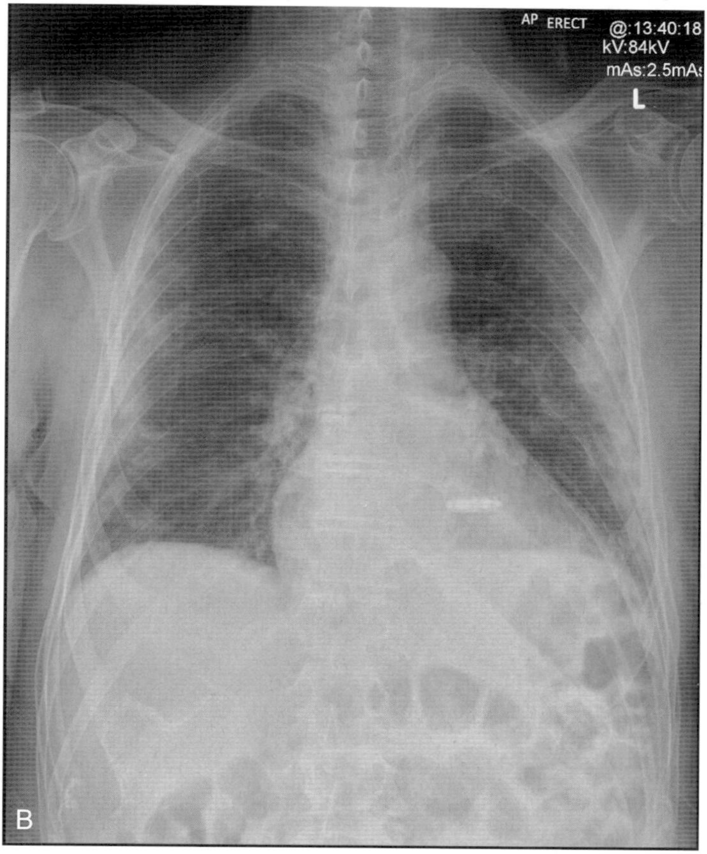

그림 5.42 (B) 영상은 말단부 및 기저부에서 더욱 광범위한 경결 소견을 보인다. 환자는 심장 내 감시 장치(REVEAL)를 착용하고 있다.

6 흑색 폐야 (The black lung field)

만성폐쇄성폐질환(COPD)

양측성 흑색 폐야(그림 6.1)의 원인을 결정하려면 다음 사항을 확인해야 한다.

1. 투과도(penetration)를 확인한다. 심장 뒤편의 척추체를 살펴본다. 좋은 화질의 영상에서는 심장 그림자 뒤편의 척추체가 잘 보이지 않는다는 점을 기억한다. 척추체가 너무 선명하게 보이면 영상이 과도하게 투과되어 폐가 검게 보인다.

영상의 기술적 품질에 만족한다면, 가장 가능성 있는 원인은 만성폐쇄성폐질환(COPD)일 것이다. COPD에서 공기 포집 및 기포(bullae) 발생으로 인하여 폐가 확대된다. 따라서 다음 사항을 준수해야 한다.

1. 횡격막의 모양을 확인한다. 만성폐쇄성폐질환(COPD) 환자의 횡격막은 위쪽으로 오목하지 않고 평평한 가리비 모양이다. 횡격막 모양은 갈비뼈 개수보다 과팽창을 더 확실하게 나타내는 징후이다.
2. 앞쪽에 보이는 갈비뼈의 개수를 세어 본다. 폐가 커진 경우 7개 이상 셀 수 있어야 한다. 하지만 정상으로 키가 크고 날씬한 경우 7개 이상 셀 수 있으므로 주의한다.
3. 심장의 모양을 확인한다. COPD 환자의 흉곽이 커진 것은 X선 촬영에서 심장이 길어지고 좁아져 아래쪽 경계가 올라간 것처럼 보인다. 심장은 횡격막 위에 있는 대신 '바람에 흔들리는' 것처럼 보이는 경우가 많다. 또한 심부전이 없는 한 작게 보일 수 있으며, 심부전이 있는 경우에는 심장은 정상이거나 크게 보인다.
4. 기포를 확인한다. 이들은 폐의 짙은 검은색 영역으로, 보통 둥글며 미세한 곡선 영상을 보인다. 기포는 주변 혈관을 왜곡한다. 따라서 기포를 발견하려면 혈관 음영이 왜곡된 영역을 살펴본다.
5. 폐혈관 음영의 분포를 살펴본다. 만성폐쇄성폐질환(COPD) 환자의 검은 폐는 부분적으로 혈관 크기 감소 때문이다. 폐혈관 음영은 양쪽으로 줄어들어, 폐문(hilum)에서 직선으로 펼쳐지며, 처음에는 두껍지만 3분의 2 지점에서 멈춘다. 즉, 말단 가지치기(peripheral pruning)라고 한다.

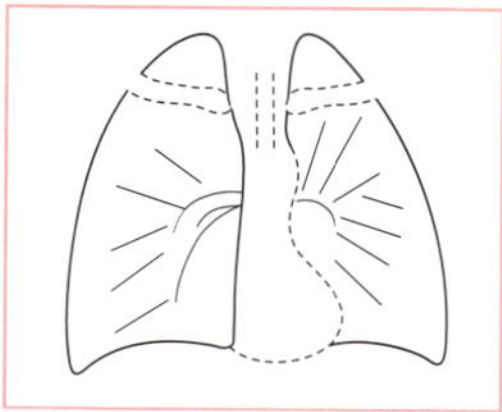

그림 6.1 경증**(A)** 및 중증**(B)** 만성폐쇄성폐질환(COPD) 영상. 두 영상 모두 폐야가 검다. 두 번째 영상**(B)**에서 폐의 압력으로 인해 횡격막이 납작하고, 심장 윤곽이 작고, 혈관이 좁아 보인다. 이는 중증 COPD의 명확한 방사선학적 특징이다. 두 번째 영상에서 횡격막 위로 11개의 후방 갈비뼈가 보이는데, 이는 과팽창을 시사한다.

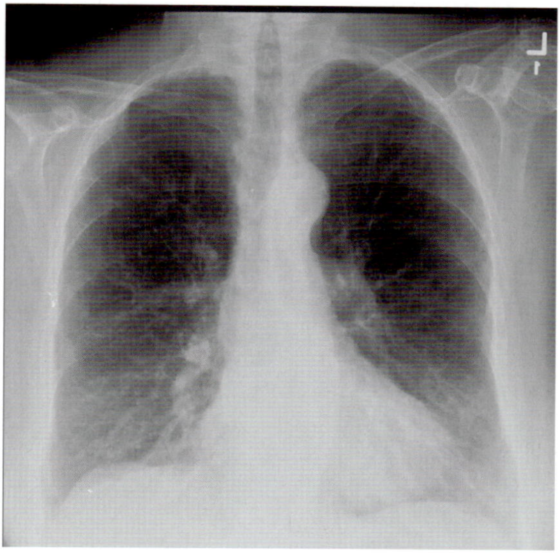

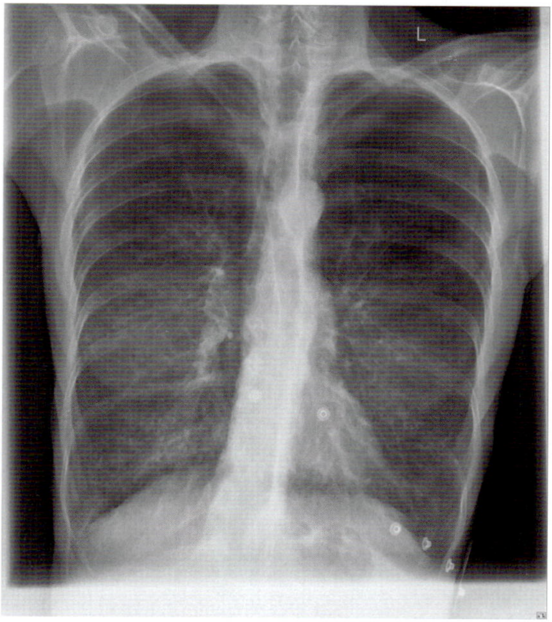

전산화단층촬영(CT)과 만성폐쇄성폐질환(COPD)

흉부 X선 영상(CXR)과 마찬가지로 만성폐쇄성폐질환(COPD)은 CT 촬영 영상에서 검은 폐 음영으로 나타날 수 있다(그림 6.2). 때로는 명확한 기포가 있으면서 사진이 선명하게 보일 수 있다. 그러나 때때로 변화가 더 미세하다.

CT 영상에서 검은 폐 음영을 해석할 때:

1. 기포(bulla)를 찾는다. 기포는 폐 실질에 있는 크고 눈에 띄는 구멍으로, 벽이 구분되지 않는다. 나머지 폐야도 확인한다. 평소보다 검게 보이고, 다른 기포도 종종 발견된다. 그림 6.3은 폐기포의 모습을 보여준다.
2. 폐야를 주의 깊게 살펴본다. 자세히 살펴보면 주변 벽이 뚜렷하지 않고 작고 검은 부분이 보인다. 폐의 해부학적 구조로 인해 이러한 부위에서 혈관을 볼 수 있다. 이러한 혈관은 일반적으로 질병이 없는 폐에서 볼 수 있는 혈관보다 가늘다. 인체에서 환기가 되지 않는 폐 부위에는 관류가 일어나지 않기 때문이다. 이는 중심소엽성(cetrilobular) 폐기종의 전형적인 모습이다.
3. 폐야는 일반적으로 정상보다 검게 보일 수 있다. 주의 깊게 살펴보면 폐 전체에 분포된 많은 작은 구멍이 눈에 띄고 벽이 구분되지 않는다. 이것이 전소엽성(panlobular) 폐기종의 모습이다(그림 6.4).

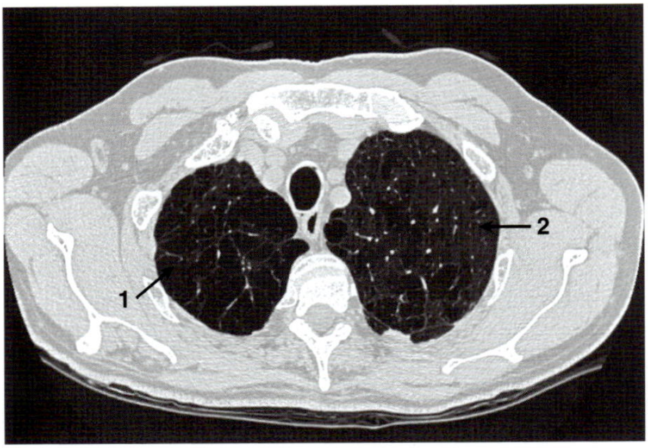

그림 6.2 만성폐쇄성폐질환 환자의 CT 단면. 폐에 검은 구멍**(1)**과 얇고 가는 혈관**(2)**이 있는 모습을 보여준다.

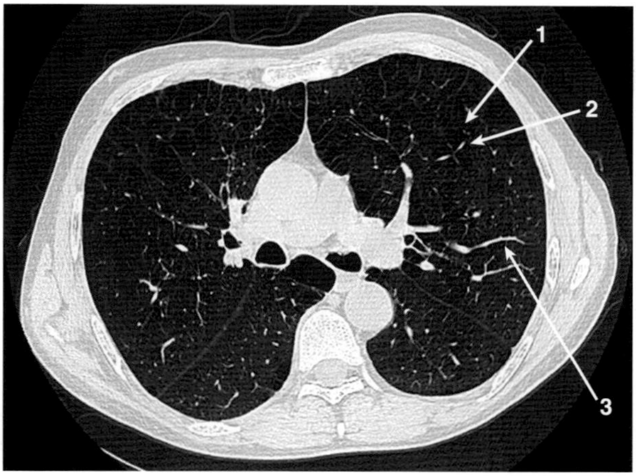

그림 6.3 CT 폐 영상 창 설정. 만성폐쇄성폐질환(COPD)을 오랫동안 앓았던 74세 남성의 CT. 이 영상은 얇은 벽으로 둘러싸인 여러 개의 기포**(1)**를 보여준다. 폐의 병변 부위**(2)**의 혈관이 정상 혈관**(3)**보다 더 가늘어 보인다.

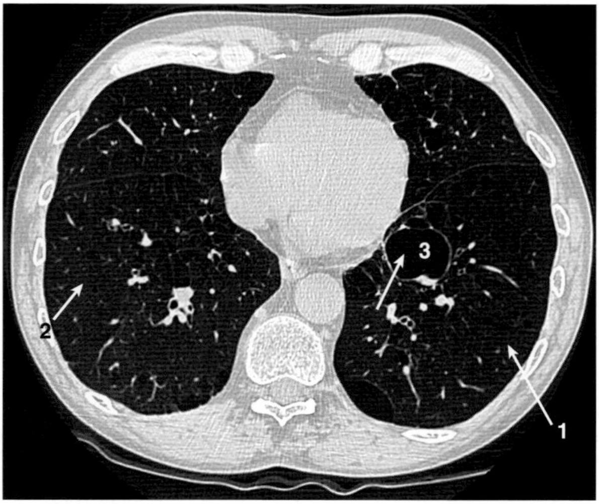

그림 6.4 CT 폐 영상 창 설정. 양쪽 폐 모두 뚜렷한 벽 없이 수많은 작은 구멍이 보인다**(1, 2)**. 또한 몇 개의 명확한 기포(bulla)도 보인다**(3)**. 이 환자에게 기포성 폐기종과 전소엽성 폐기종이 혼합되어 있다.

4. 검정 음영의 분포를 살펴본다. 방 안의 담배 연기는 위쪽으로 퍼져 나간다. 마찬가지로 흡연으로 인한 폐 손상은 위쪽 구역에서 더 심한 경향이 있다. 하지만 항상 그런 것은 아니다. 따라서 만성폐쇄성폐질환(COPD)의 폐기종성 변화는 매우 광범위하게 나타날 수 있다.
5. 마지막으로, CT 영상의 변화가 환자의 증상을 반영하지 않더라도 놀라지 않는다. 환자의 증상과 CT 변화 사이에는 상관관계가 거의 없을 수 있다. CT 영상을 임상적 소견 및 폐 기능 검사와 함께 해석해야 한다.

기흉(Pneumothorax)

편측성 흑색 음영 폐(그림 6.5)가 보이면 다음을 수행해야 한다.

1. 영상의 기술적 품질을 확인한다. 영상을 회전시키면서 관찰하면 한쪽의 밀도가 다른 쪽보다 낮아진 곳을 관찰할 수 있다.
2. 어느 쪽이 비정상인지 확인한다. 폐 모양이 감소된 쪽이 비정상 쪽이기 때문에 일반적으로 쉽게 판별할 수 있다.

이제 검게 보이는 원인을 파악해야 한다. 폐의 흔적은 기관지와 혈관으로 이루어져 있는데, 이러한 흔적이 없기 때문에 폐가 검게 보인다. 혈관 음영은 폐가 공기로 대체되면 사라진다. 기흉, 기포성 또는 낭성 폐 질환이 발생하거나, 큰 폐색전증(PE)처럼 혈관에 혈액이 공급되지 않으면 사라진다. 따라서 기흉, 기포/낭종 또는 폐색전증을 고려해 본다.

1. 폐 가장자리를 살펴본다. 기흉에서는 일반적으로 보이지 않는 폐 가장자리가 보인다. 폐 가장자리 너머에는 폐 흔적이 없다. 공기가 먼저 모이는 상부를 주의 깊게 살펴본다. 눈은 수직선보다 수평선을 더 잘 보도록 훈련되어 있으므로, 이미지를 옆으로 돌렸을 때 폐 가장자리를 더 쉽게 찾을 수 있다.

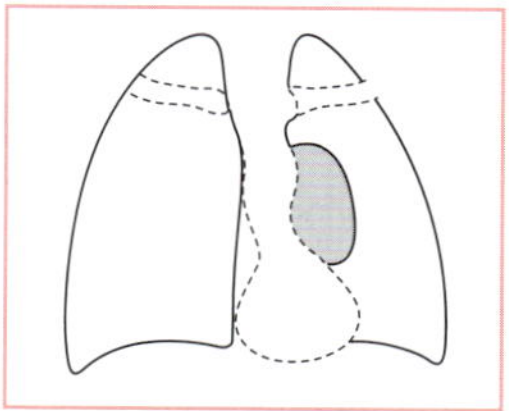

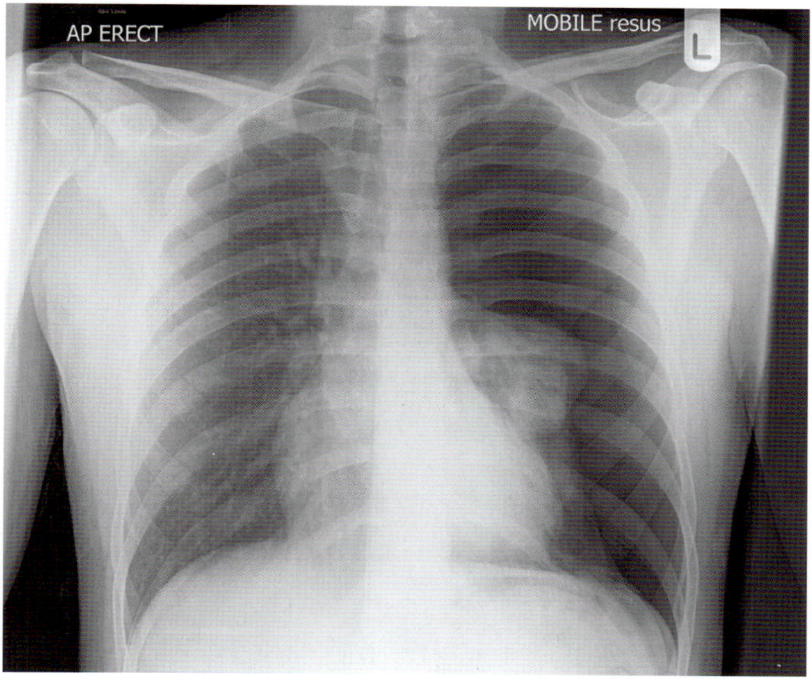

A

그림 6.5 (A) 중증 좌측 기흉. 좌측 폐가 완전히 아래로 허탈되었다. 허탈된 폐 가장자리 너머로 폐 음영 흔적이 보이지 않으며, 좌측 폐야의 투명도가 증가한다.

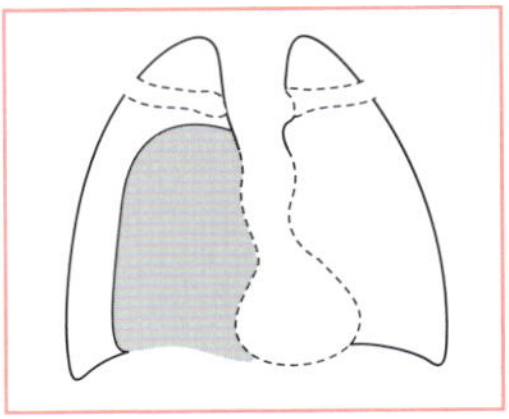

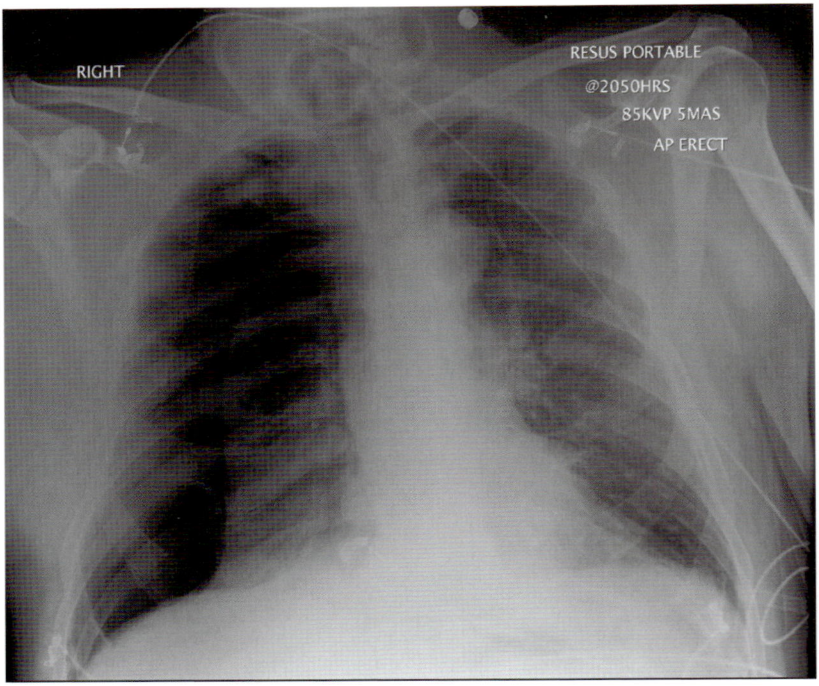

B

그림 6.5 (B) 중등도 우측 기흉. 우측 폐는 함몰되어 있으며 가장자리가 뚜렷하게 보인다. 폐 가장자리 너머로 폐 음영 흔적은 보이지 않는다.

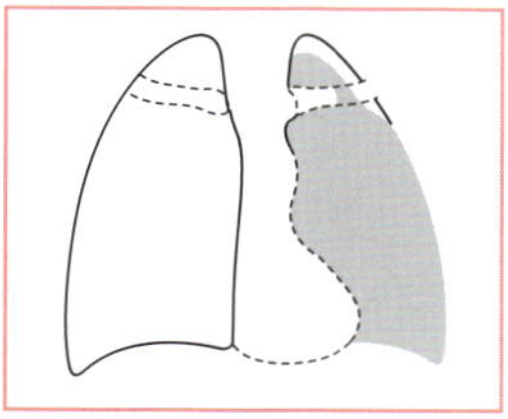

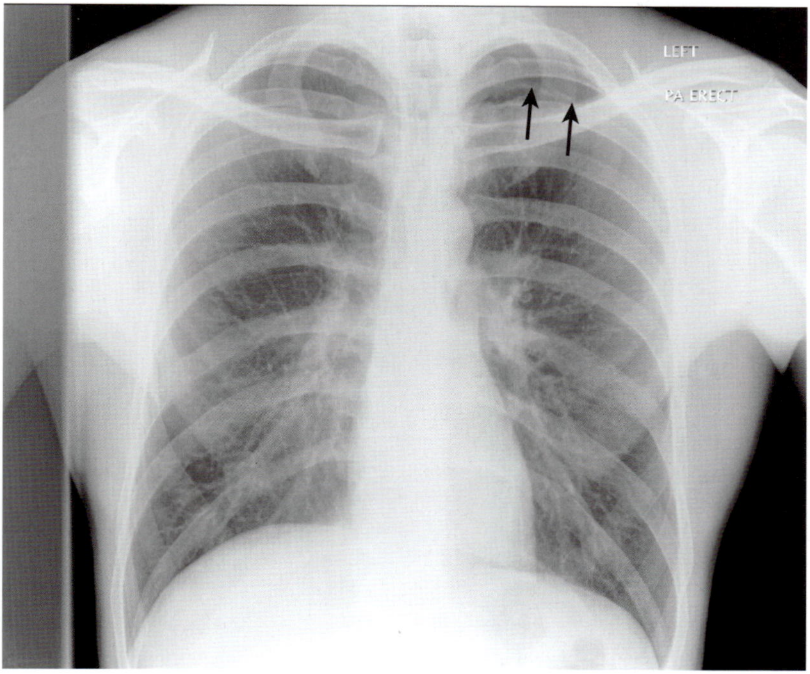

C

그림 6.5 (C) 미세 기흉. 좌측 폐첨부(화살표)에서 폐 가장자리가 희미하게 보인다.

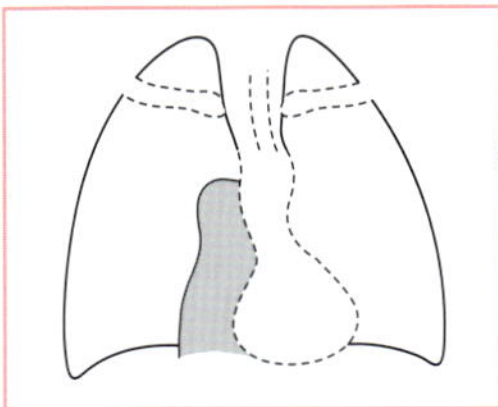

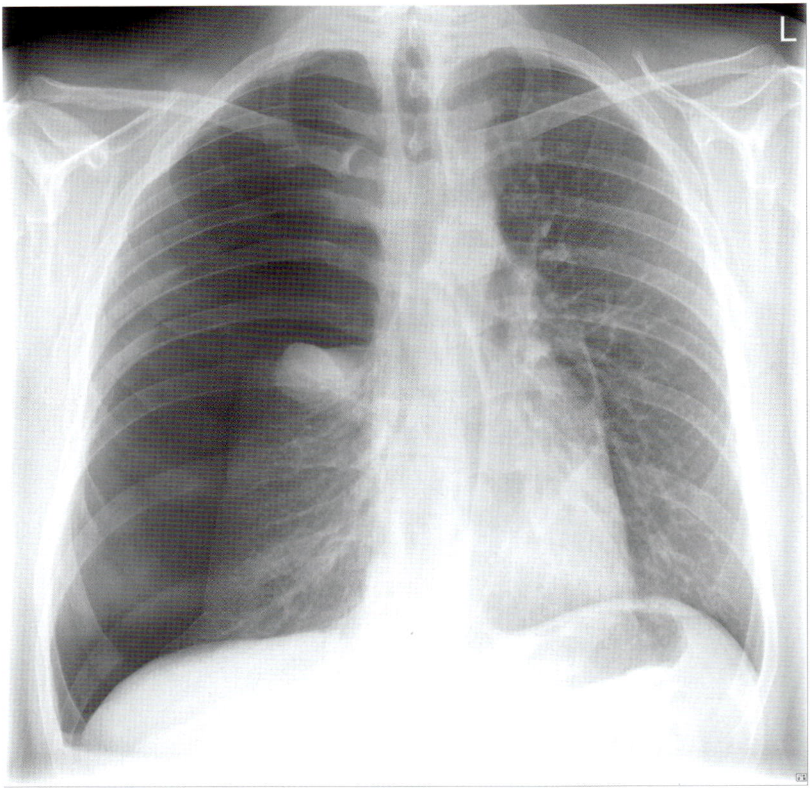

그림 6.6 긴장성 기흉. 잠재적으로 치명적인 상태. 공기 누출 부위 쪽 흉강 내 압력이 증가하여 오른쪽 횡격막이 아래로 밀리고 종격동이 왼쪽으로 밀려났다. 기관 위치가 왼쪽으로 이동한 것을 확인할 수 있다. 흉막강을 신속하게 배액하지 않으면 치명적일 수 있다.

2. 종격동을 살펴본다. 검은 폐에서 종격동이 뚜렷하게 한쪽으로 치우쳐 밀려나는 것은 긴장성 기흉이 발생하고 있음을 시사한다. 긴장성 기흉은 의학적 응급 상황이므로 환자를 긴급히 재평가해야 한다(132-133p 및 그림 6.6 참조).
3. 나머지 폐를 살펴본다. 폐의 나머지 부분에서 기포 또는 폐기종성 변화가 관찰되면 기포성 질환일 가능성이 더 높다.
4. 기흉과 기포를 구별하는 것은 어려울 수 있다. 검은색의 분포를 살펴본다. 기흉의 경우, 검은색은 폐의 주변부, 상부 또는 측면, 심지어 폐 아래에 위치한다. 기포는 폐 내부에 있으며 곡선형의 볼록한 가장자리를 가지고 있다. 기흉의 경우, 검은색의 가장자리는 흉벽과 평행하게 뻗어 있지만, 폐 내부에 기포가 있는 경우는 그렇지 않다.
5. 폐의 흔적을 주의 깊게 살펴본다. 검은색 영역을 가로지르는 흔적이 보인다면, 기포일 가능성이 높다. 검은색 영역 주변에 폐 흔적이 보인다면, 기포일 가능성이 높다.

박스 6.1 기흉의 원인

자발성(Spontaneous)
의인성/외상, 예: 흉막 천자, 기관지 생검, 중심 정맥관 삽입, 기계적 환기
폐쇄성 폐질환, 예: 천식, 만성폐쇄성폐질환
감염, 예: 폐렴, 결핵
낭포성 섬유증
결합 조직 질환, 예: 마르판(Marfan) 증후군, 엘러스-단로스(Ehlers-Danlos) 증후군

긴장성 기흉(Tension pneumothorax)

긴장성 기흉은 의학적 응급 상황이므로, CXR을 요청하기 전에 이미 치료되었을 수 있다. 그러나 CXR에서 흑색 음영 영역이 관찰되고 기흉이 의심되는 경우(그림 6.6), 즉각적인 치료가 필요하므로 긴장성 기흉 여부를 신중하게 고려해야 한다.

1. 흑색 음영의 크기를 확인한다. 긴장성 기흉에서는 흑색 음영 영역이 일반적으로 매우 크다.
2. 종격동의 위치를 확인한다. 긴장성 기흉에서 종격동은 기흉 발생 폐의 반대방향으로 이동한다.
3. 종격동의 모양을 확인한다. 흑색 음영 측면의 가장자리를 확인한다. 흑색 음영 측면으로 오목하다면 긴장성 기흉을 의심해야 한다.
4. 항상 환자를 생각한다. 긴장성 기흉은 언제든지 발생할 수 있다. 환자가 갑자기 괴로워하는 경우, 직전 영상에서 긴장성 기흉이 없었다고 해서 진단을 배제할 수는 없다.

폐색전증(Pulmonary Embolus, PE)

대규모 폐색전증(PE)은 흑색폐의 원인이다. 그러나 일반 흉부 X-선 촬영에서 폐색전증이 발견되는 경우는 매우 드물다. 일반 흉부 X-선 촬영을 하는 주된 이유는 폐렴, 폐부종, 기흉 등 호흡곤란의 다른 원인을 배제하기 위한 것이다. 이러한 원인 질환들은 유사한 증상을 보일 수 있다. 폐색전증 진단에 훨씬 더 유용한 검사는 전산화단층촬영 폐혈관조영술(CTPA, CT pulmonary angiogram)과 환기/관류($\dot{V}/\dot{Q}$) 스캔 영상이다. 환기/관류 영상은 CXR이 정상이어야만 시행할 수 있으므로, CXR은 $\dot{V}/\dot{Q}$ 스캔 시행 전에 필수적으로 시행해야 한다.

전산화단층촬영 폐혈관조영술(CT pulmonary angiogram, CTPA)

전산화단층촬영 폐혈관조영술(CTPA)는 본질적으로 조영제 증강 나선형 CT 스캔으로, 조영제를 투여하여 폐동맥을 조영하는 시간 간격을 설정한다(그림 6.7). 혈관 내 혈전은 혈관 내 조영제보다 더 검게 나타난다. CTPA는 중심 동맥이나 분절 동맥 내 색전을 감지하는데 민감한 방법이지만, 경미한 말초 동맥 색전은 감지되지 않을 수 있다. 심각한 호흡곤란을 유발하는 폐색전은 CTPA에서 발견 가능하다.

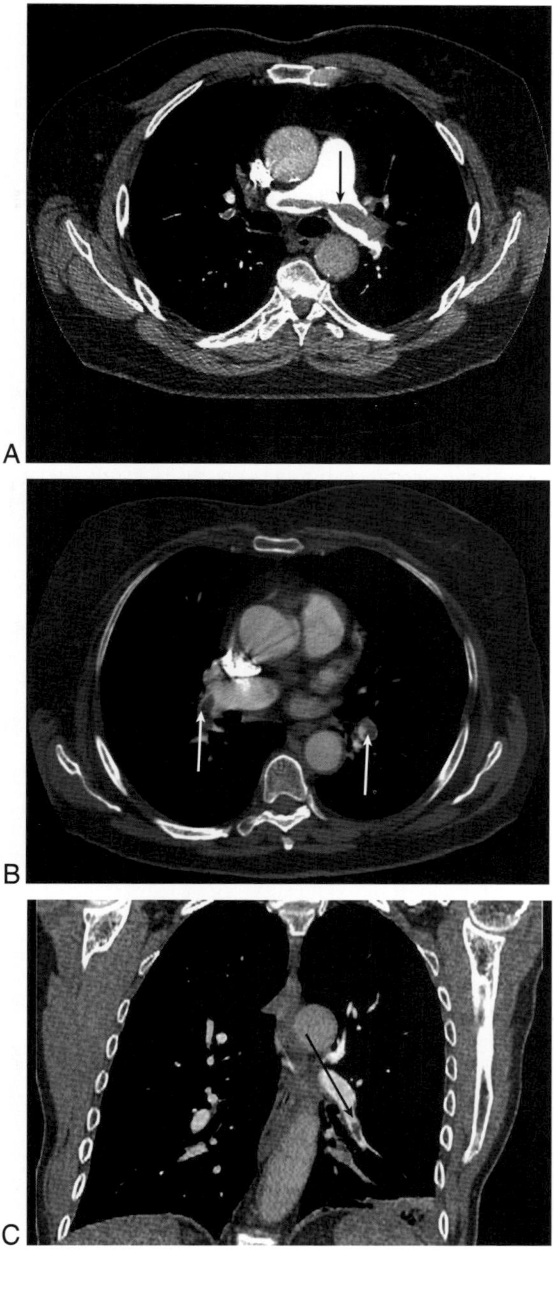

그림 6.7 폐색전 영상. 첫 번째 축단면 CT 영상**(A)**은 소위 안장형 색전(화살표)을 보여주는데, 폐동맥 분기점에서 커다란 색전이 관찰된다. 두 번째 CT 영상**(B)**에서는 색전이 약간 더 말초에 위치하며 좌우 폐동맥(화살표)에서 관찰된다. 세 번째 관상 단면 CT 영상**(C)**은 좌측 원위부 주폐동맥(화살표)에 폐색전이 있음을 보여준다.

CTPA를 요청하기 전에 신중하게 생각해야 한다. 이러한 검사는 젊은 환자에게 자주 시행되며 상당한 양의 방사선을 조사한다. 적절한 병력을 청취하고 D-다이머(D-dimer) 검사 결과를 검토하여 임상적 위험을 검증한다. 그런 다음, $\dot{V}/\dot{Q}$ 스캔 또는 심부정맥혈전증을 찾기 위해 말초정맥의 초음파 영상 촬영이 적절한 대안이 될 수 있는지 고려한다. 폐색전증 위험을 검증하는데 도움이 되는 여러 가지 점수 시스템이 있으며, 대부분 병원에서 명확한 프로토콜에 따라 시행하고 있다.

CTPA 영상을 해석하려면 다음을 수행해야 한다.

1. 조영제 증강 영상인지 확인한다.
2. 주 폐동맥을 확인한 후 영상을 따라가며 주요 폐혈관을 판독한다. 나선형 CT 영상을 통해 혈전을 확인할 수 있으며, 이는 조영제 충만 결손(더 밝은 조영제로 둘러싸인 어두운 영역)으로 나타난다. 혈전은 혈관의 분기점을 가로질러 쌓이는 경향이 있으며, 혈관을 따라 주변부로 확장되는 것을 볼 수 있다. 다른 폐의 동일한 혈관과 비교하여 급성 혈전에 의한 혈관 색전 확장을 확인한다.
3. 색전의 동반 소견을 확인한다. 폐 영상 창에서 쐐기(wedge) 모양 경결 부위를 확인한다. 또한 작은 흉막 삼출액도 확인한다.
4. CTPA에서 색전이 나타나지 않더라도 환자 증상의 다른 원인이 흉부 CT 영상에서 나타날 수 있음을 기억한다.

환기-관류 영상촬영($\dot{V}/\dot{Q}$ scanning)

환가-관류 스캔은 핵의학 검사이다. 이 검사는 작고 저선량인 방사성 입자를 사용하여 관류 영상과 환기 영상을 비교한다(그림 6.8). 환기 검사에서는 입자를 기체에 현탁시킨 후 흡입하여 기도 벽에 부착시켜 기류를 관찰한다. 관류 검사에서는 입자를 정맥 주사하여 폐의 매우 작은 혈관에 부착한다. 그런 다음 감마 카메라를 사용하여 폐 내 방사능 분포를 관찰한다. 일반적으로 네 가지 촬영(전방, 후방, 좌우 후방 사시)을 실시한다.

정상적인 폐에서는 환기와 관류가 일치해야 한다. 폐색전증에서는 폐의 특정 부위로의 혈액 공급이 감소하지만 환기는 유지되는데, 이를 환기/관류 불일치라고 한다. 폐렴과 같은 일부 폐 질환에서는 환기와 관류가 모두 감소하여 소위 일치된 결함(matched

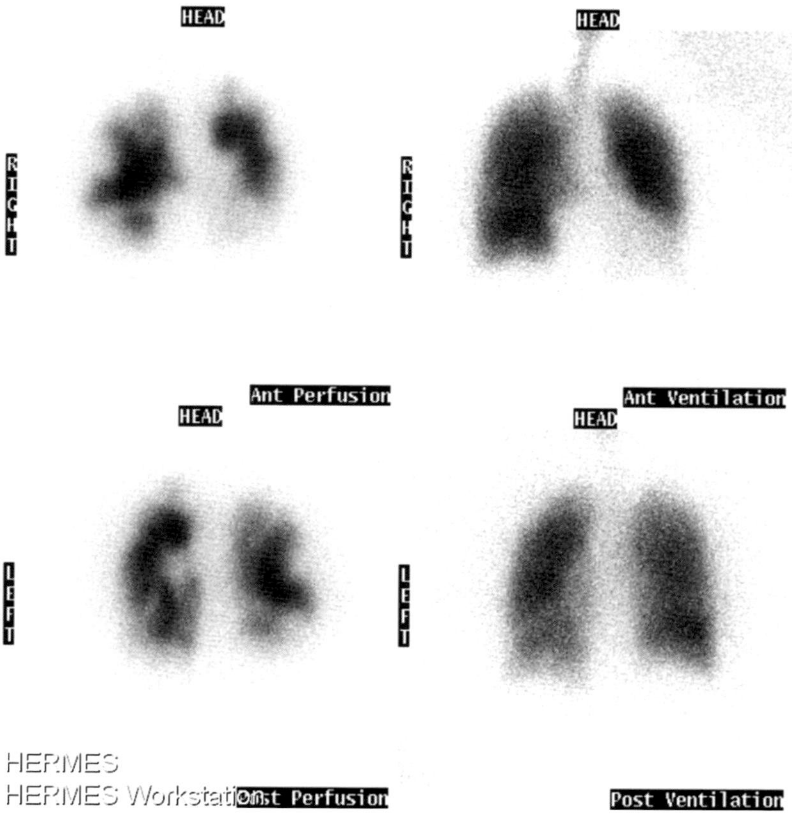

그림 6.8 폐색전증 환자의 V̇/Q̇ 스캔. 관류 영상이 환기 스캔의 매끄러운 질감보다 더 고르지 않다.

defect)이 발생할 수 있다. 만성폐쇄성폐질환(COPD)과 같은 폐 질환에서는 환기와 관류의 불일치가 발생할 수 있다. 실제로 폐색전증(PE)에서는 일치하는 결함과 일치하지 않는 결함이 혼합된 것을 보는 것이 매우 흔하다. 따라서 V̇/Q̇ 스캔 영상은 다른 면에서는 정상적인 폐를 가진 환자에게만 유용하다.

V̇/Q̇ 영상은 폐색전의 명확한 진단을 내리지 않는다. 대신, 환자가 폐색전을 앓고 있을 확률을 알려준다. 따라서 임상 상황과 함께 해석해야 한다. 정상적인 V̇/Q̇ 스캔 영상은 임상적으로 중요한 폐색전을 배제할 수 있다.

$\dot{V}/\dot{Q}$ 스캔 영상을 해석하려면:

1. 일반 CXR을 확인한다. CXR의 이상은 환기 및 관류에 영향을 미칠 수 있으므로 $\dot{V}/\dot{Q}$ 영상 결과를 해석하기 어려울 수 있다. CXR이 정상일 경우 $\dot{V}/\dot{Q}$ 영상 결과를 훨씬 더 정확하게 해석할 수 있다. 흉부 X-ray에서 폐 병리 영역이 여러 개 있는 환자(예: 경결 또는 광범위한 만성폐쇄성폐질환)는 $\dot{V}/\dot{Q}$ 영상 결과에서 명확한 결론을 내리기 어려우며 전산화단층촬영 폐혈관조영술(CTPA) 검사로 더 자세히 검사해야 한다.
2. 관류 영상(Q로 표시)을 확인한다. 관류가 잘 된 영역에는 어두운 반점이 보이고, 관류가 부족한 영역은 밝은 구멍으로 나타난다. 관류 영상(Q) 영역들을 환기 영상(V로 표시)과 비교한다. 환기 영상에서도 밝게 보이면 일치하는 결손으로 분류된다. 환기 영상에서 이러한 영역이 정상이면 결손은 불일치로 분류된다.
3. 양쪽 폐를 모두 확인한다. 대량 폐색전증(PE)이 있는 경우, 관류 영상에서 폐 전체가 소실될 수 있다.
4. 방사선 전문의는 검사 결과를 신중하게 해석하여 일치하거나 일치하지 않는 결손의 수와 크기를 파악하여 폐색전의 방사선학적 확률을 계산한다.

폐색전증이 흑색 폐의 원인이기는 하지만, 폐색전증 이후 흉부 X선 영상에서 발견되는 소견은 폐의 후속적인 경색으로 인한 출혈이나 폐괴사로 인한 것이다(박스 6.2).

임신 중 폐색전증 진단

임신은 폐색전증의 위험 요인이지만, 임신 중 폐색전증(PE) 진단은 어려울 수 있다. 폐색전증의 많은 임상적 징후와 증상이 임신 중에 발생할 수 있고, 실제로 폐색전증이 아닐 수도 있기 때문이다. 임산부의 불필요한 방사선 노출은 피해야 한다. CTPA는 방

박스 6.2 경색의 변화(Changes of infarction)

상승된 횡격막
폐 허탈 및 선형 무기폐
흉막 삼출액
쐐기 모양 음영

사선 조사 범위 밖에 있는 태아에게는 저선량 방사선을 조사하지만, 임신 중 유방 조직이 방사선에 매우 민감하기 때문에 산모에게 방사선을 조사하면 유방암 위험이 증가한다. 동시에, 임산부의 폐색전증은 치명적일 수 있으므로 이를 놓치지 않는 것이 매우 중요하다.

검사를 요청하기 전에 폐색전증의 임상적 가능성을 신중하게 평가하고, 필요한 경우 상급 의료진과 상의한다. 폐렴이나 기흉과 같은 다른 병리도 유사한 증상을 유발할 수 있으므로 단순 흉부 방사선 촬영(CXR)을 요청한다.

CXR이 정상이면 $\dot{V}/\dot{Q}$ 영상이나 CTPA를 요청할 수 있다. $\dot{V}/\dot{Q}$ 영상은 전반적으로 방사선량이 낮다는 장점이 있어 더 안전하지만, 태아에게 미치는 방사선량은 CTPA보다 약간 높다. 또한 임신 중에는 관류 검사만 시행하여 방사선 노출을 더욱 줄일 수 있다. 관류 검사가 정상이면 환기 검사를 할 필요 없다. 환기 검사의 목적은 관류 결함과 환기 결함이 일치하는지 확인하는 것이기 때문이다. 관류 검사가 비정상이면 영상의학과 전문의는 환기 검사를 시행하여 관류 결함이 환기 결함과 일치하는지(폐쇄성 폐질환을 시사하지 않음) 또는 환기 결함과 일치하지 않는지(폐쇄성 폐질환을 시사함) 확인한다.

CTPA는 CXR이 비정상일 경우 대체 진단 검사이며 유일하게 신뢰할 수 있는 검사이다. CTPA는 일반적으로 명확한 답을 제공하며 중등도 또는 중증 폐질환을 확실히 배제한다. 많은 곳에서 $\dot{V}/\dot{Q}$ 영상용 동위원소 공급이 어려울 수 있기 때문에 CTPA가 가능한 유일한 검사일 수 있다. 일부 산모는 CTPA의 확실성을 선호하고, 불확실한 $\dot{V}/\dot{Q}$ 영상 촬영 후 CTPA를 통해 최종 진단을 내려야 하는 위험을 감수하고 싶지 않을 수 있다.

심부정맥혈전증의 징후와 증상이 있는 경우, 도플러 초음파를 1차 검사로 권장한다. 이 검사는 방사선 위험 없고 심부혈전이 진단된 경우 항응고제 치료는 폐색전증(PE)과 동일하다. 항상 그렇듯이, 두 가지 접근 방식의 위험과 이점에 대해 산모와 논의하고 산모와 함께 결정을 내린다. 폐색전증은 잠재적으로 치명적인 질환이며, 의심되는 경우 진단을 놓칠 위험이 방사선 위험보다 훨씬 크다는 점을 기억해야 한다.

유방절제술(Mastectomy)

폐 외부의 문제로 인해 폐야가 너무 검게(또는 너무 하얗게) 보일 수 있다는 점을 기억

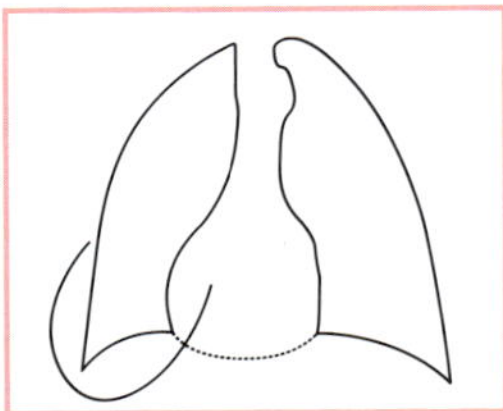

그림 6.9 좌측 유방절제술을 받은 환자의 영상.

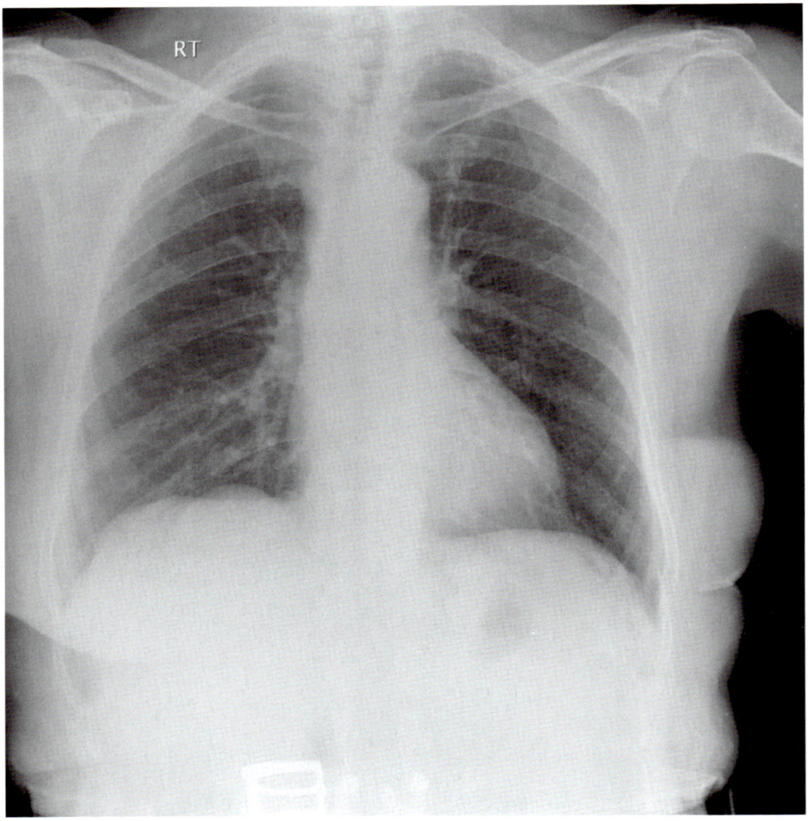

해야 한다. 따라서 연조직 수술 흔적이 있는지 확인하기 위해 CXR을 항상 검사하는 것이 중요하다(그림 6.9).

유방절제술을 받으면 환측 폐를 덮고 있는 연조직이 정상에 비해 적기 때문에 하부 폐가 검게 보인다(그림 6.9 참조). 따라서 한쪽 폐가 다른 쪽보다 더 검게 보인다면 유방의 그림자를 주의 깊게 살펴본다. 유방절제술을 받은 쪽에는 유방의 그림자가 보이지 않는다.

7

이상 폐문 (The abnormal hilum)

일측성 폐문 비대(Unilateral hilar enlargement)

폐문 비대 판독은 어렵다(그림 7.1). 다음과 같은 경우 편측 폐문 비대를 의심한다.

1. 한쪽 폐문(hilum)이 다른 쪽보다 크다(당연히 양쪽 폐문 크기가 같아야 한다!).
2. 한쪽 폐문이 다른 쪽보다 밀도가 높다.
3. 정상적으로 오목한 모양이 사라진다. 폐문은 대개 오목하다. 폐문의 오목한 모양은 사라질 수 있으며, 폐문 비대의 첫 징후일 수 있다.

편측 폐문 비대가 의심되는 경우(박스 7.1):

1. 영상의 기술적 품질을 확인한다. 영상을 회전시키면 한쪽 폐문이 다른쪽 폐문보다 더 크게 보인다.
2. 이전 영상을 살펴본다. 15년 전 흉부 영상이 똑같았다면 걱정이 덜하다. 이전 영상과 비교하여 폐문의 모양이 변한 것은 잠재적으로 우려스러운 징후이다.

이제 폐문 확장이 (a) 혈관 음영 증가, (b) 폐문 림프절 비대, 또는 (c) 폐문 음영 위에 중첩된 중앙 기관지암 때문인지 판단해야 한다. 이러한 소견은 질병을 시사한다.

1. 폐문(hilum) 가장자리를 살펴본다. 혈관 경계는 일반적으로 매끄럽다. 림프절 종대는 매끈한 소엽 모양을 보인다. 침상모양(Spiculated), 불규칙 또는 불분명한 경계는 악성 종양을 시사한다.

박스 7.1 일측성 폐문 비대의 원인(Causes of unilateral hilar enlargement)

폐문 림프절 종대의 원인(Causes of hilar lymphadenopathy)

종양성, 예를 들어 기관지폐암 및 원발성 림프종 전이

감염성, 예를 들어 결핵

육아종증(드물게 편측성)

폐문 혈관 확장의 원인(Causes of hilar vascular enlargement)

폐동맥류

폐동맥 협착 후 확장

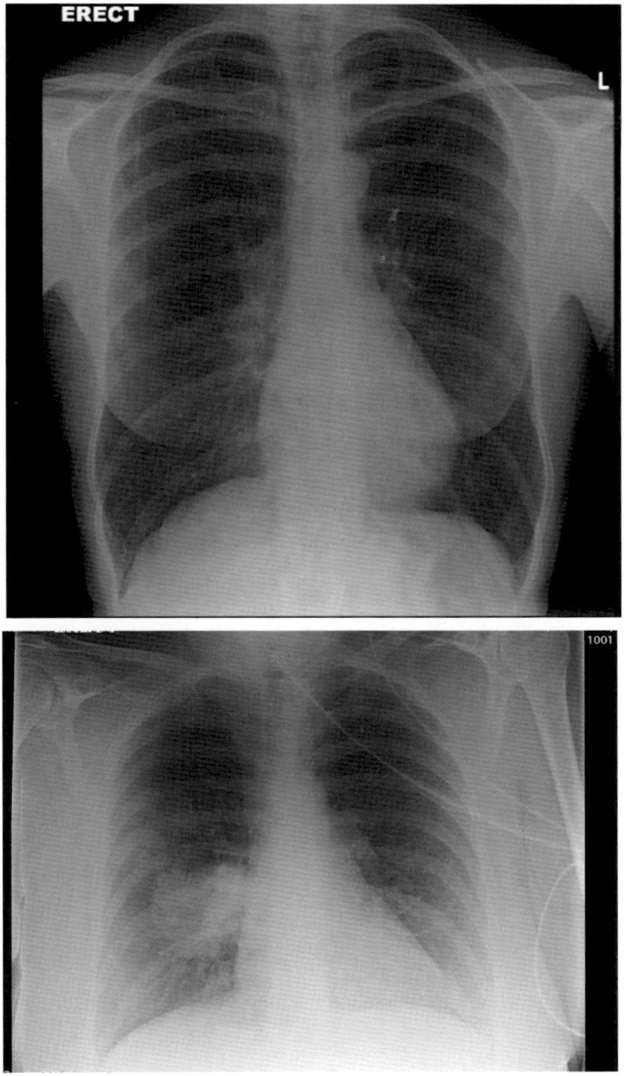

그림 7.1 A/B 오른쪽 폐문의 미세한 종괴(위)와 더 명확한 종괴(아래). 두 종괴 모두 폐암으로 인한 것이다. 폐문은 판독이 어려운 부위이다. 밀도 증가, 폐문 윤곽 이상, 그리고 비대 여부를 확인한다. 이전 X-선 촬영 결과와 비교하는 것도 중요하다. 이전 촬영 이후 변화가 있다면 문제가 될 수 있다.

2. 매우 진한 흰색으로 나타나는 칼슘 침착의 존재를 살펴본다. 칼슘 침착의 존재는 림프절 종대를 시사한다.
3. 폐의 나머지 부분을 살펴본다. 폐문 비대가 의심되는 경우, 폐 병변(종양, 결핵), 폐 침윤(암종성 림프관염) 또는 골 병변(전이)이 있는지 주변을 주의 깊게 살펴본다.
4. 종격동의 나머지 부분을 살펴본다. 악성 폐문 비대는 상부 종격동 림프절 종대와 연관될 수 있다.

폐문 비대는 일반적으로 추가 검사가 필요하다.

전산화단층촬영과 폐문 비대(Computed tomography and hilar enlargement)

컴퓨터단층촬영(CT)은 폐문 비대를 평가하고 원인을 규명하는데 가장 효과적인 방법이다. 림프절 종대, 종양, 혈관계 질환은 CT에서 쉽게 감별되고 특징지을 수 있다.

CT 촬영이 어려운 경우 측면 촬영을 요청한다. 비대해진 폐문은 측면 촬영에서 비정상적으로 조밀하게 보일 수 있다. 후전방 촬영(PA)보다 발견하기 더 쉬운 경우가 있다.

때때로 폐문 앞이나 뒤의 병변이 흉부 X선 영상에서 폐문 비대처럼 보일 수 있다. 그림 7.2는 이러한 예를 보여준다.

양측성 폐문 비대(Bilateral hilar enlargement)

편측 폐문 비대와 마찬가지로, 양측 폐문 비대는 폐동맥, 정맥 또는 림프절의 비대로 인해 발생할 수 있다(박스 7.2; 그림 7.3). 편측 폐문 비대를 시사하는 특징들은 142-145p에 설명되어 있다. 양측 폐문 비대에서는 이러한 특징들이 양쪽 모두에 나타난다. 양측 폐문 비대의 가장 흔한 원인은 폐고혈압과 유육종증이다. 먼저 이 두 가지의 특징을 살펴봐야 한다. 폐고혈압이 의심되는 경우:

1. 폐고혈압은 주변부 전정(peripheral pruning)과 관련이 있는데, 이는 혈관이 폐의 바깥쪽 1/3 지점에 도달하기 전에 잘려 보이는 것을 의미한다. 따라서 폐야의 가장자리는 평소보다 더 어둡고 중심부는 더 하얗게 보이는 경우가 많다.

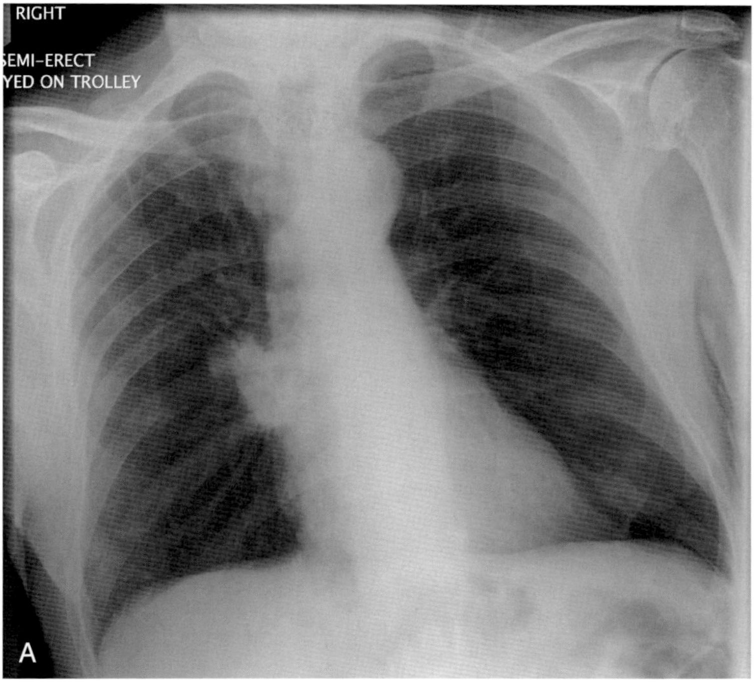

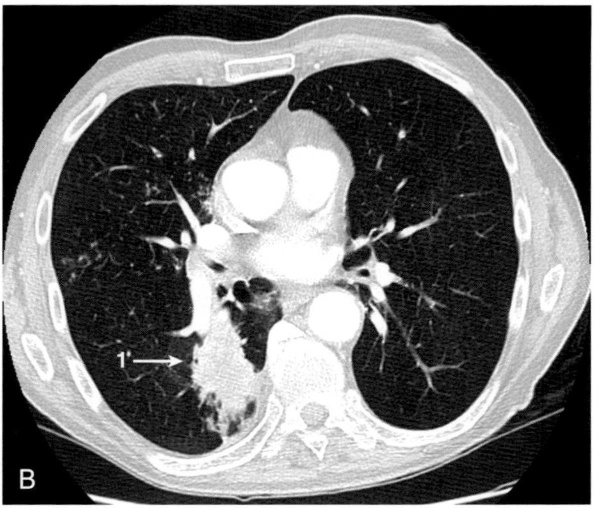

그림 7.2 A/B A: 이 환자의 영상에서 우측 폐문(hilum)이 두껍다. 우측 폐동맥의 윤곽이 분리되어 보이지 않는다. **B:** CT 영상**(B)**에서 우측 폐문 뒤쪽에 엽상 종괴가 보이며, 짙은 흰색 영역으로 보인다**(1)**. 측면 CXR에서 폐문이 커진 것처럼 보이는 것을 확인할 수 있다.

박스 7.2 양측성 폐문 비대의 원인(Causes of bilateral hilar enlargement)

양측성 폐문 림프절 종대의 원인(Causes of bilateral hilar lymphadenopathy)
유육종증(Sarcoid)
종양(예: 림프종, 기관지암, 전이성 종양)
감염(예: 결핵, 재발성 흉부 감염, 후천성 면역결핍 증후군)
진폐증
폐동맥 고혈압의 원인(Causes of pulmonary hypertension)
폐쇄성 폐 질환(예: 천식, 만성폐쇄성폐질환)
좌심장 질환(예: 승모판 협착증, 좌심실 부전)
좌우 단락(예: 심방 중격 결손, 심실 중격 결손)
재발성 폐색전증
원발성 폐 고혈압

2. 폐문(hila)과 하엽 폐동맥의 모양을 살펴본다. 하엽 폐동맥은 폐고혈압에서 크게 보인다. 하엽 폐동맥은 림프절 종대로 인해 폐문이 확장된 경우에는 정상 크기이다. 따라서 폐고혈압에서는 폐문이 볼록하게 보인다.
3. 폐고혈압의 원인을 찾는다. 만성폐쇄성폐질환(COPD)과 같은 폐 질환의 징후를 살펴보고, 심장의 모양을 주의 깊게 관찰하여 심방 확장, 좌우 단락, 승모판 협착증의 징후를 확인한다.

유육종증이 의심되는 경우, 폐문 비대만이 유일한 소견일 수 있다. 하지만 다음과 같은 다른 특징들을 살펴봐야 한다.

1. 작은 결절. 직경 1.5~3 mm 이하, 주로 폐문 주위와 폐 기저부 및 상부 범위에서 관찰되고, 형태가 균일하지 않고, 비교적 분명히 구분되고, 보통 대칭성이다.
2. 큰 결절. 직경 1 cm이고, 경계가 불분명하고, 때로는 더 큰 불투명한 경결을 형성하여 공기-기관지 음영을 포함할 수 있다.
3. 선 음영. X선 촬영에서 폐문에서 뻗어 나가는 선 음영이 확인될 수 있다.
4. 벌집 모양. 섬유화의 특징이 명백하게 나타난다. 특히 상부 폐에서 나타나는 특징이 있다. 이 양상은 CT에서 더 자주 보인다.

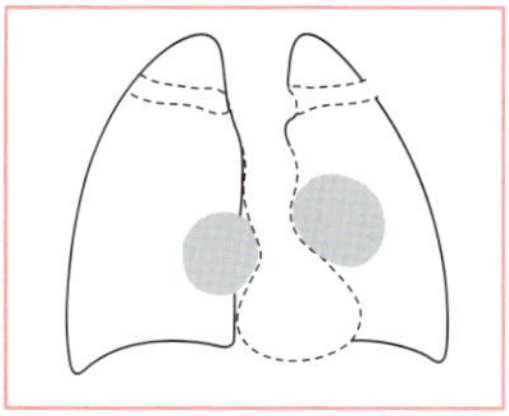

그림 7.3 미세하게(위 영상) 그리고 더 명확하게(아래 영상) 나타나는 양측 폐문 림프절 종대. 양쪽 폐문 모두 확대되고 소엽성(lobulated) 윤곽이 나타나며, 폐문에서 뻗어 나가는 폐동맥은 정상 크기이다. 두 환자 모두 림프절 종대는 유육종증으로 인한 것이다. 흉부 X선 영상의 주변부를 살펴본다.

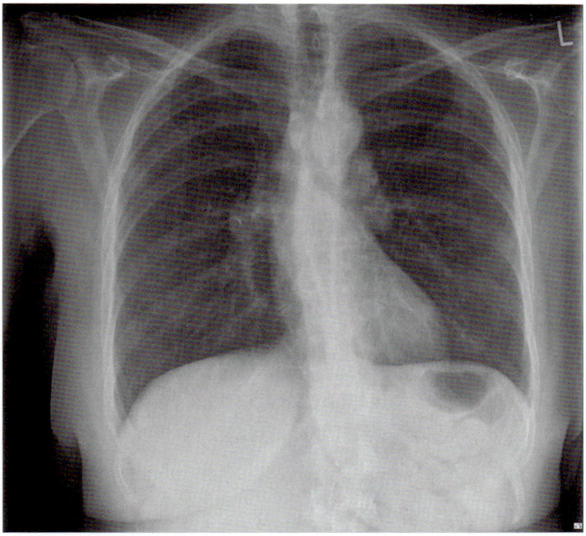

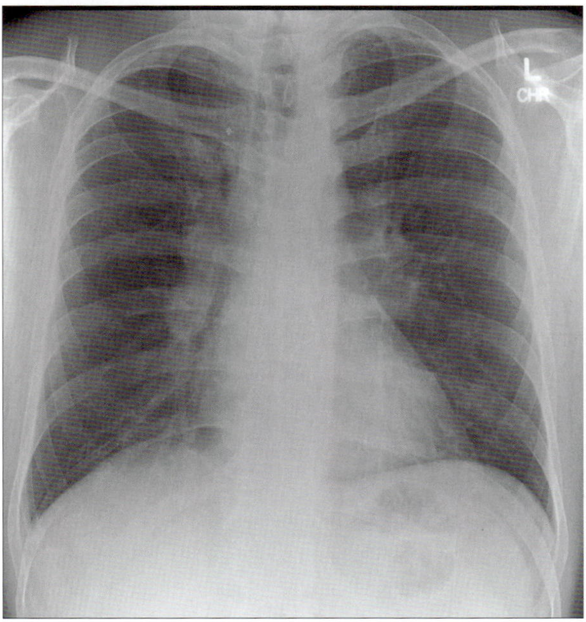

8

심장 이상 음영 (The abnormal heart shadow)

심장과 폐동맥을 항상 주의 깊게 관찰한다. 심장에서 가장 흔한 이상은 좌심실 부전에서 볼 수 있는 좌심실 확장으로, 삼출액을 유발할 수 있으므로 간과해서는 안 된다. 심각한 판막 질환이나 선천성 심장 질환도 흉부 X선(CXR)에서 심장 음영에 변화를 일으킬 수 있다. 하지만 조기 진단과 치료가 발전하면서 이러한 질환은 이제 거의 발견되지 않는다. 하지만 특히 판막 질환이 흔한 국가에서는 여전히 일부 사례를 접할 수 있다. 따라서 이러한 질환의 양상을 주의 깊게 관찰하는 것이 중요하다.

CXR은 심장 질환에 민감하지 않으며, 가장 심각한 경우에만 비정상적으로 나타난다. 심장 이상이 의심되는 경우 심장초음파 검사를 받아야 한다.

심낭 삼출(Pericardial effusion)

심낭 삼출액은 심장 음영이 커지는 중요한 원인이므로 간과해서는 안된다(그림 8.1). 심낭 삼출액의 원인은 박스 8.1에 나와 있다. 의심되는 경우 다음 검사를 시행한다.

박스 8.1 심낭 삼출의 원인 (Causes of pericardial effusions)

여출액(Transudate)
- 울혈성 심부전

삼출액(Exudate)
- 심근경색 후
- 감염(예: 결핵, 세균)
- 종양 침윤
- 혈관 교원성 질환 [예: 류마티스 관절염, 전신성 홍반 루푸스(SLE)]
- 의인성(예: 심장 수술 후)
- 내분비계–점액수종

혈액(Blood)
- 외상
- 종양 침윤
- 대동맥 박리/천공성 소화성 궤양
- 출혈 소인(예: 항응고제, 백혈병)

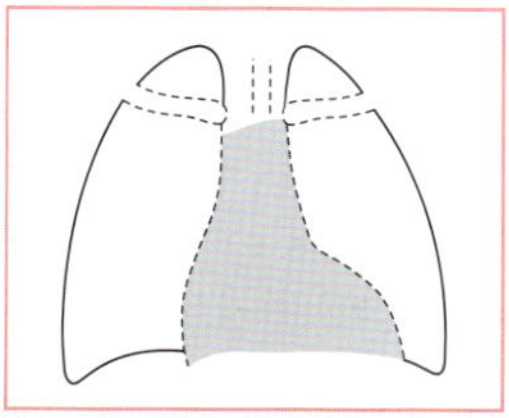

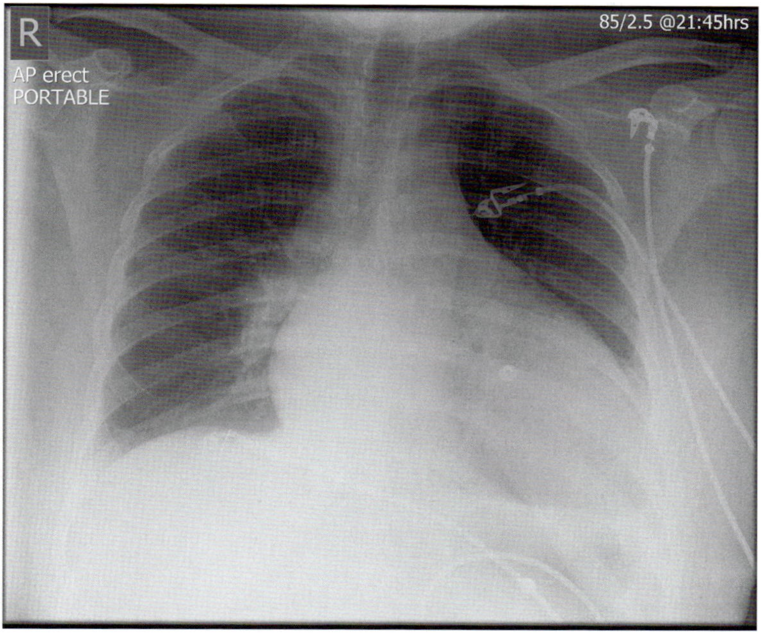

그림 8.1 (A) 이 영상은 심낭 삼출액을 보여준다. 심장 음영이 커지고 구형이며 양쪽 폐문(hila)을 덮고 있다.

1. 심장 그림자가 커졌는지 확인한다. 후전방(PA) 영상인지, 그리고 심장 그림자의 가장 큰 직경이 흉부 최대 직경의 절반 이상인지 확인한다.
2. 심장 음영의 모양을 주의 깊게 살펴본다. 심낭 삼출액으로 인한 확대는 전신성이다. 따라서 특정 심실의 확장으로 인해 확대된 것처럼 보인다면, 그 원인은 삼출액일 가능성이 낮다. 삼출액이 있는 경우 심장 그림자는 구형이다. 그러나 가끔 좌측 심장 경계에서 돌출부를 볼 수 있다.

3. 폐야를 살펴본다. 심장이 좌심실 부전으로 인해 확대된 경우, 혈관 음영이 증가하여 폐야가 평소보다 하얗게 보인다. 심낭 삼출액의 경우, 혈관 음영은 일반적으로 정상이다.
4. 이전 영상을 관찰한다. 심장 크기가 갑자기 커지는 것은 심낭 삼출액을 시사한다.
5. 폐문(hilum)을 관찰한다. 심낭 삼출액에서 심장 음영이 양쪽 폐문(hilum)을 모두 가릴 수 있다. 이는 다른 형태의 심장 음영 확대에서는 발생하지 않는다.
6. 기관 오른쪽 가장자리의 흰색 선(기관주위 밀도)을 관찰한다. 직립 흉부 X선 촬영(CXR)에서 이 선은 2~3 mm 미만이어야 한다. 이보다 더 넓다면 상대정맥(SVC) 비대가 원인 중 하나이다. 이는 심낭 삼출액을 시사한다(그림 8.1 참조).
7. 확실한 진단을 내리는 가장 좋은 방법은 심장초음파 검사이다.

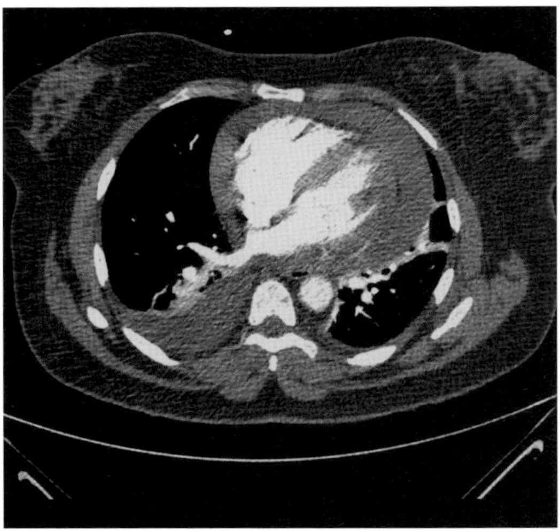

그림 8.1 (B) 심낭 삼출액을 보여주는 CT 영상. 심장 내부의 조영제가 흰색으로 보이고, 밀도가 낮아 회색을 띠는 심낭액으로 둘러싸여 있는 것을 볼 수 있다.

심방중격결손(Atrial septal defect, ASD)

심장이 비대해졌거나 폐동맥 고혈압이 있는 경우, 가능한 원인 중 하나는 심방 중격 결손(ASD, 그림 8.2)이다. 심방중격결손(ASD)이 의심되는 경우, 다음 사항을 살펴본다.

1. 심장이 커진다. 흉곽의 너비와 심장의 너비를 측정하여 심장-흉곽비를 측정한다. 심장이 흉곽 직경의 절반 이상이면 커진 것이다.
2. 심장의 모양을 살펴본다. 먼저 심장첨부를 살펴본다. 우심실이 커져 둥글게 보이는 경우가 많고, 때로는 횡격막 위로 올라와 있기도 한다. 다음으로 오른쪽 심장 경계를 살펴본다. 우심방이 커졌기 때문에 오른쪽 심장 경계가 정상보다 훨씬 더 풍만해 보인다.
3. 척추의 위치와 비교하여 심장의 위치를 살펴본다. 심방중격결손에서는 심장이 때때로 왼쪽으로 이동하여 척추의 오른쪽 가장자리가 드러난다.
4. 대동맥궁을 살펴본다. 심방중격결손이 있는 경우 혈액이 대동맥을 통과하는 대신 우심방으로 우회하기 때문에 대동맥궁의 크기가 더 작은 경우가 있다.
5. 폐동맥 고혈압의 징후를 확인한다(146p 참조).
6. 심방중격결손이 의심되는 경우 심초음파를 시행한다. 심방중격결손은 다른 좌우 단락과 구별하기 어려우므로, 심초음파가 진단에 가장 적합한 방법이다.

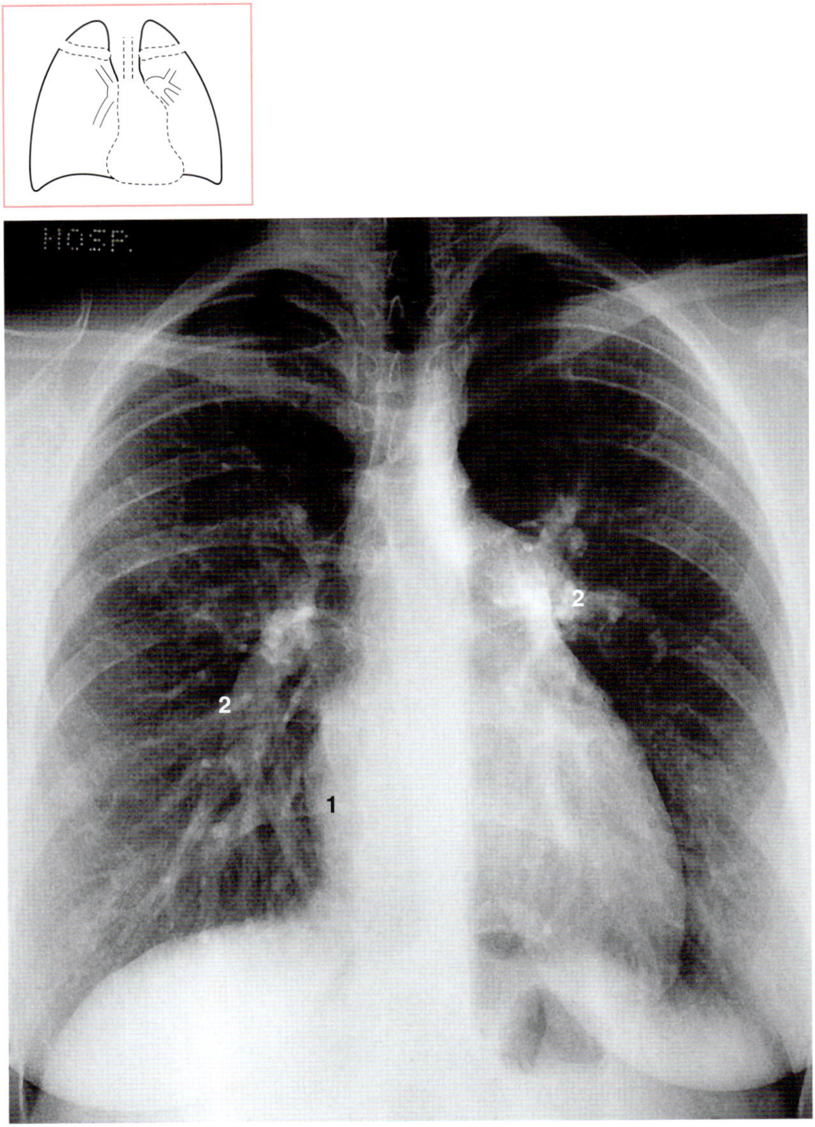

그림 8.2 심방 중격 결손의 전형적인 영상. 심장이 비대하고, 심첨이 둥글며, 우심방이 돌출되어 있고**(1)**, 폐 혈류 증가로 인해 폐동맥이 확장되어 있다**(2)**.

승모판 협착(Mitral stenosis)

승모판 협착증은 심장의 모양과 크기에 변화를 일으킬 수 있다(그림 8.3 및 8.4). 또한 폐부종의 원인이 되기도 한다(박스 8.2). 승모판 협착증이 의심되는 경우, 다음 사항을 검토한다.

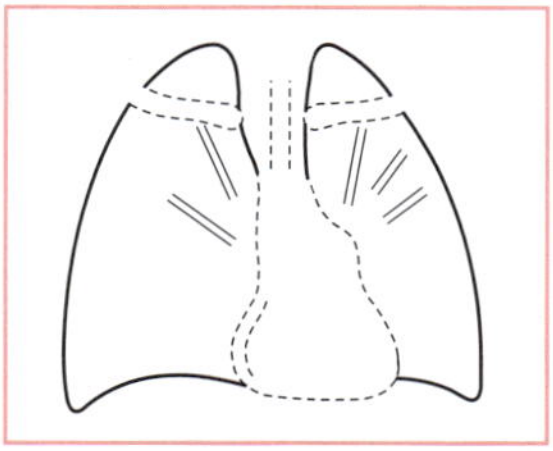

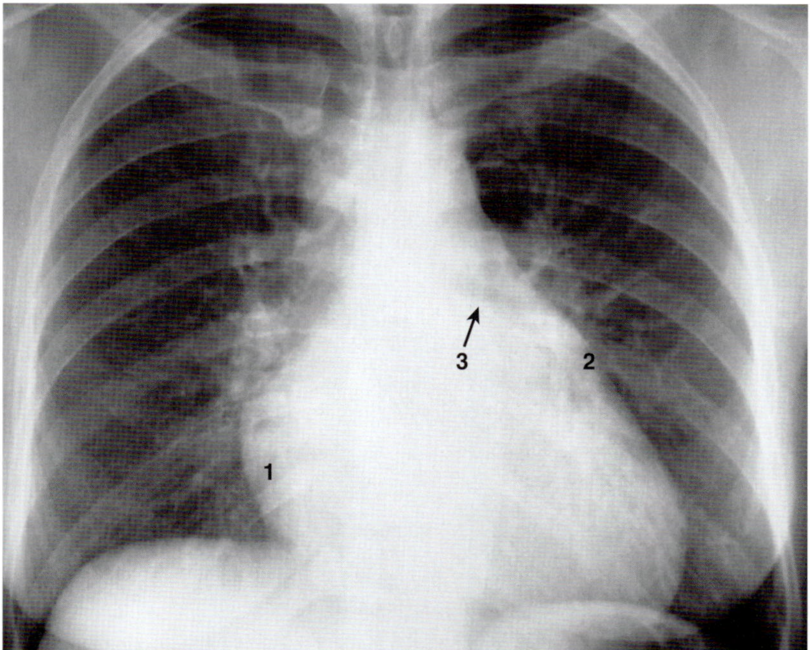

그림 8.3 젊은 시절 류마티스열을 앓았던 환자의 영상. 심장 윤곽이 비정상적이며, 우측이 불룩하여 우심장 경계가 이중으로 나타나고**(1)**, 좌심방 부속기가 돌출되어 있으며**(2)**, 좌측 주기관지가 상승되어**(3)** 좌심방이 확장되었음을 나타낸다. 좌심방 압력이 상승하여 폐정맥압이 상승하고 상엽 혈관 전위(상엽 정맥 돌출) 및 간질성 부종을 시사하는 중격선(septal line)이 나타난다.

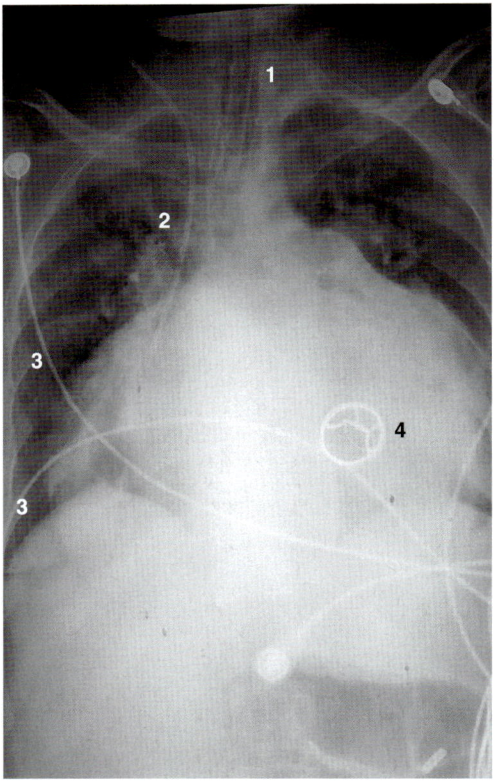

그림 8.4 중증 승모판 협착증과 일치하는 특징. 환자는 중환자실에 있으며 기관내관**(1)**, 우측 내경정맥관**(2)**, 그리고 심전도 유도선**(3)** 음영을 볼 수 있다. 심장은 심하게 비대해 있으며 금속 승모판**(4)**이 보인다. 폐야는 원래보다 더 하얗게 보이며, 자세히 살펴보면 뚜렷한 혈관이 보인다. 이 환자는 류마티스열이 흔한 인도 출신이다. 류마티스열이 풍토병인 다른 국가들과 마찬가지로, 환자들은 종종 심각한 심장 합병증으로 늦게 내원한다.

박스 8.2 승모판 협착의 원인(Causes of mitral stenosis)

선천성(Congenital)
류마티스 열(Rheumatic fever)

1. 왼쪽 심장 경계를 살펴본다. 심장 경계가 좌심방으로 이루어진 왼쪽 폐문 바로 아래를 살펴본다(4장, 40~44p 참조). 왼쪽 심장 경계 부위는 보통 오목하다. 그러나 승모판 협착증에서는 좌심방이 커져 이 오목한 부분이 사라지고 좌심방 경계가 곧게 펴진다. 때로는 심방이 너무 커져서 심장의 왼쪽 경계 부위가 바깥쪽으로 불룩 튀어나오기도 한다.

2. 오른쪽 심장 경계를 살펴본다. 투과율이 좋은 영상에서 가끔 볼 수 있는 이중 그림자를 주의 깊게 살펴본다. 이는 좌심방 확장 때문이다.
3. 기관을 확인하고 오른쪽과 왼쪽 기관지로 나뉘는 것이 보일 때까지 아래로 따라간다. 이것이 기관분기부이며, 양쪽 주기관지 사이의 각도는 90도 미만이어야 한다. 이 각도를 측정하여 90도 이상인 경우, 승모판 협착증의 특징인 좌심방 비대를 의심할 수 있다. 하지만 정상 범위는 매우 넓다.
4. 승모판 부위에 석회화 징후(예: 판막 주변에 짙은 흰색 반점)가 있는지 확인한다. 이는 승모판 질환을 시사하지만, 드물게 발생한다.
5. 다른 심장 병변이 의심되는 경우와 마찬가지로 심초음파 검사로 확인한다.

좌심실 동맥류(Left ventricular aneurysm)

좌심실 동맥류는 흉부 X선 영상에서 심장 비대를 유발하는 원인이다(그림 8.5). 좌심실의 전반적인 비대를 유발하는 경우가 많으며, 좌심실 확장과 구별하기 어려울 수 있다. 동맥류가 의심되는 경우 다음 사항을 확인한다.

1. 좌심실 팽윤(bulge). 심장의 왼쪽 경계를 따라간다. 만약 부분적으로 팽윤되어 있다면 동맥류를 시사한다.
2. 석회화 관찰. 동맥류가 오래 지속된 경우 석회화 되었을 수 있으며, 심장 경계를 따라 석회화 테두리가 보일 수 있다(박스 8.3).
3. 심초음파 검사를 요청한다.

박스 8.3 심장 관련 석회화(Cardiac-related calcification)

좌심실 동맥류가 심장 내 또는 주변 석회화의 유일한 원인은 아니다. 심근경색도 결국 석회화될 수 있다. 심낭 석회화는 결핵이나 종격동 표면의 석면 관련 흉막반으로 인해 발생할 수 있다. 요독성 심낭염도 석회화 될 수 있지만, 원인을 찾을 수 없는 경우가 많다.

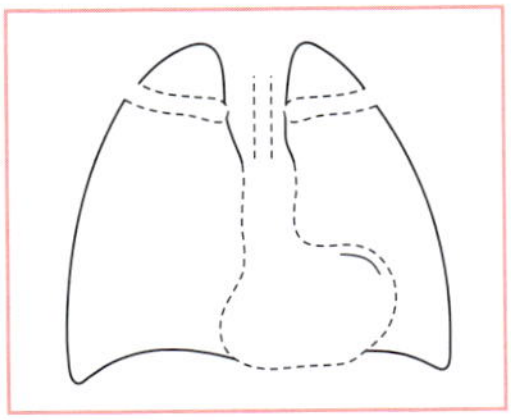

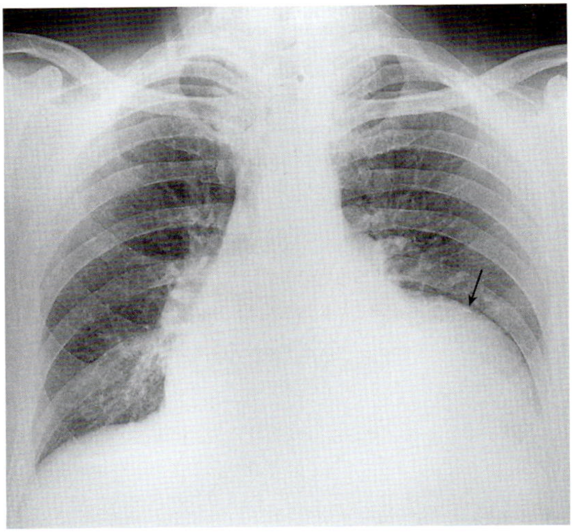

그림 8.5 흉통과 호흡곤란을 호소하는 57세 남성의 흉부 영상. 초기 폐부종 징후 외에도, 좌심실 첨부가 바깥쪽 및 위쪽으로 돌출된 좌심실 동맥류가 보인다. 석회화도 뚜렷하게 보인다(화살표).

9

종격동 확장 (The widened mediastinum)

항상 종격동을 주의 깊게 살펴본다(그림 9.1). 종격동이 넓어졌다고 생각되면 이 소견을 임상 병력과 연관시켜 본다. 종격동이 커졌는지 확인하기 위해 오래된 영상을 비교해 본다. 흉부 X선 영상(CXR)이 정상이라고 해서 대동맥 박리와 같은 중대한 대동맥 질환을 배제할 수 없으며, 임상적으로 의심되는 경우 긴급 컴퓨터단층촬영(CT)이 필요하다.

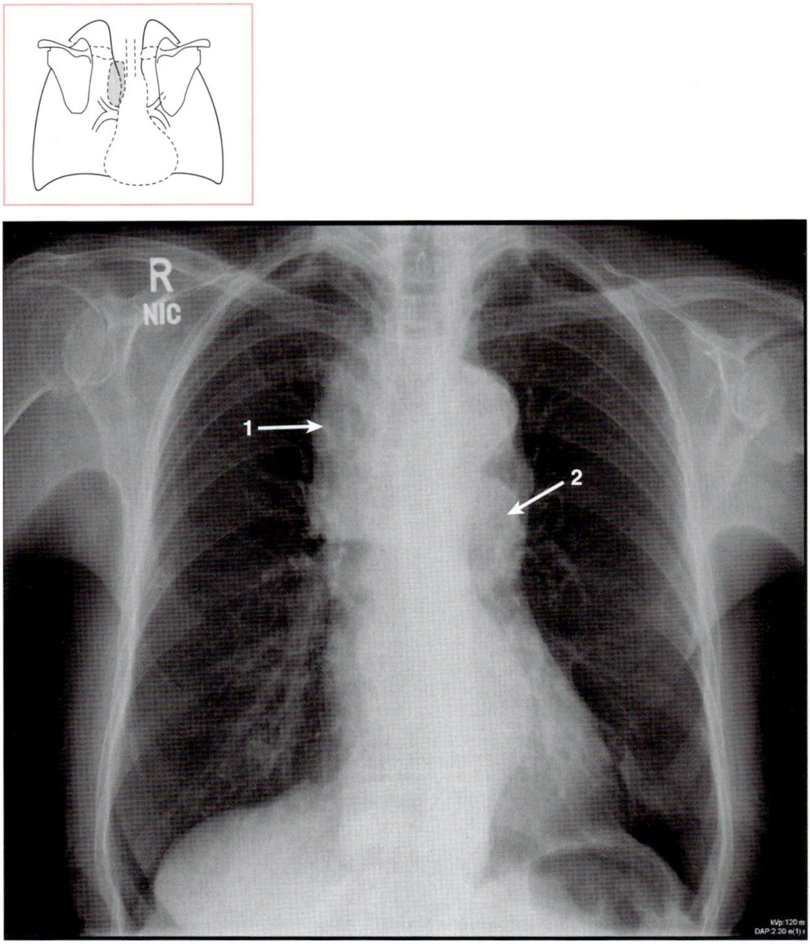

그림 9.1 림프종 진단을 받은 58세 여성. 흉부 X선 촬영 결과 종격동 중간 부분이 확장되었다. 우측 폐문 위쪽에서 기관 우측을 보면 두께 2 mm 이상의 백색 영역이 증가된 것을 볼 수 있다**(1)**. 이는 우측 기관주위 림프절이 비대해진 것이다. 또한 좌측 대동맥궁 아래에 비정상적인 림프절이 있다**(2)**.

종격동 확장의 주요 원인은 갑상선 비대, 종격동 림프절 비대, 대동맥 확장, 식도 확장 또는 흉선 종양 등이다(그림 9.2). 가능한 원인을 판독하려면 다음 과정을 따라 진행한다.

1. 영상이 돌아 갔는지 확인한다. 잘못 돌아가 촬영된 영상에서 종격동이 넓어 보일 수 있다. 영상의 투사 각도를 확인한다. 전후(AP) 투사 시 종격동이 확대될 수 있다.
2. 종격동의 상부, 중간 또는 하부 중 어느 부위가 확장되었는지 확인한다. 상부가 확장된 경우 갑상선이나 흉선 이상, 무명동맥 또는 림프절 종대일 가능성이 높다. 종격동 확장이 중간이나 하부에 있는 경우 림프절 종대, 대동맥 확장, 식도 확장 또는 식도 열공 탈장(hiatal hernia) 일 수 있다.

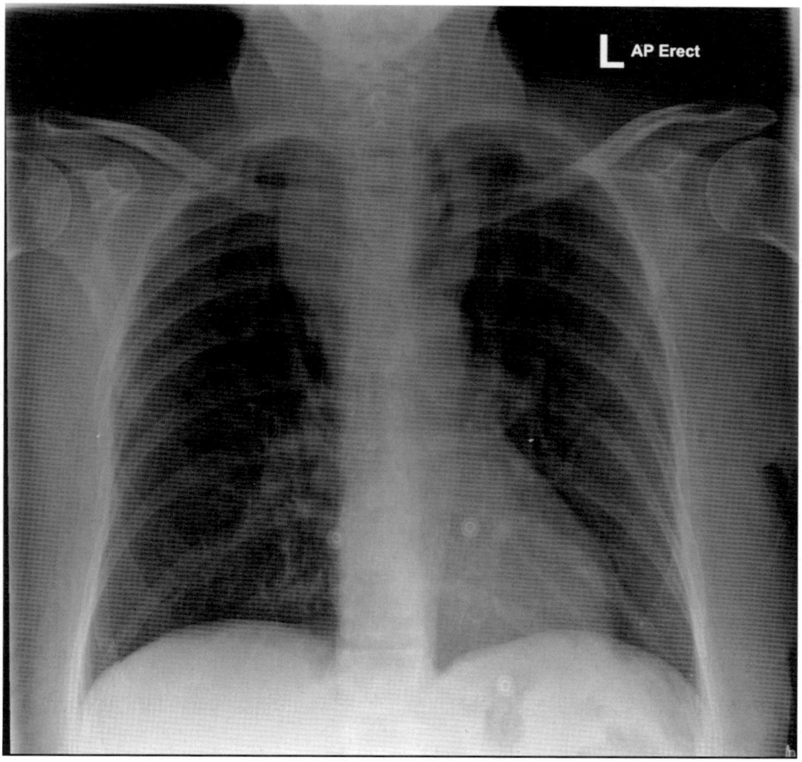

그림 9.2 우측 상부 종격동 종괴로 인해 기관이 협착되고 좌측으로 밀린 소견을 보인다. 이는 흉골 후부 갑상선 종양에 의한 것이다. 이전 영상과 비교했을 때 외형은 변함이 없다.

3. 상부에 음영이 있는 경우 기관의 위치를 확인한다. 갑상선이 비대해지면 기관이 변위되거나 좁아진다. 노인에서 흔히 발견되는 구불구불한 무명동맥 확장에서는 이러한 현상이 발생하지 않는다.
4. 기관의 오른쪽을 관찰한다. 직립 촬영 시 기관의 흰색 테두리는 2~3 mm 미만이어야 한다. 너비가 증가하면 상대정맥(SVC) 확장 또는 기관주위 종괴를 시사한다. 이 규칙은 앙와위 촬영에는 적용되지 않는다.
5. 갑상선 비대가 의심되는 경우, 음영의 윤곽을 살펴본다. 갑상선 윤곽이 뚜렷하지만 목을 따라 올라갈수록 윤곽이 희미해지는 경향이 있다.

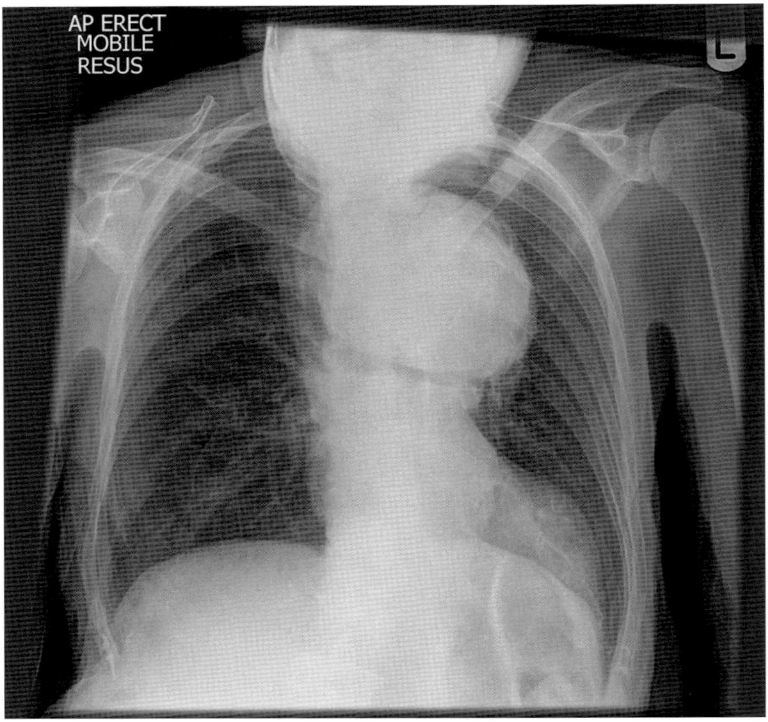

그림 9.3 대동맥궁의 현저한 비대. 기관이 오른쪽으로 굽어지고 좁아지고 있다. 흉부 대동맥의 큰 동맥류 때문이다.

6. 대동맥 확장이 의심되는 경우, 대동맥의 뿌리 부분이 보이지 않는다는 점을 기억하고 윤곽을 따라가 본다. 확장된 종격동의 가장자리를 형성하는 연속적인 경계가 발견될 수 있다. 이는 종격동 확장이 대동맥 확장 때문일 수 있다.
7. 노인에서 종격동의 비정상적 확장의 가장 흔한 원인은 대동맥의 확장이다. 상행 대동맥의 가장자리를 따라 하행 대동맥까지 추적할 수 있다. 대동맥궁 벽에 석회화가 있는 것은 흔한 소견이다. 석회화선이 대동맥 그림자의 가장자리와 분리되어 있다면, 이는 대동맥 박리를 강력히 시사한다.
8. 넓어진 동맥류성 대동맥은 흔히 펼쳐진 대동맥과 구별하기 어려울 수 있다. 대동맥의 양쪽 가장자리를 따라가면서 넓어진 부분이 보이면 동맥류를 시사한다(그림 9.3). CT는 대동맥의 크기를 평가하는데 자주 사용된다.
9. 이전 영상을 검토하는 것은 필수적인 단계이다. 이전 영상과 외관이 동일하다면 만성 또는 양성일 가능성이 높다.
10. 영상 투사 또한 중요하다. 전후 (AP) 촬영 영상은 종격동을 확대시켜 넓어진 것처럼 잘못 인식하게 할 수 있다.

종격동 확장과 전산화단층촬영(CT and the widened mediastinum)

전산화단층촬영(CT)은 종격동 확장의 원인을 평가하는 가장 좋은 방법이다.

흉부 CXR이 정상이더라도 CT 스캔을 시행해야만 종격동 병변을 배제할 수 있다.

종격동 확장은 연조직이나 혈관 때문일 수 있으므로, 정맥 조영제를 사용하여 촬영하는 것이 중요하다. 이를 통해 연조직과 혈관을 구분하고 혈관 이상을 정확하게 평가할 수 있다.

CXR과 마찬가지로 종격동의 상부, 중부, 하부를 체계적으로 관찰해야 한다.

1. 종격동 상부를 살펴본다.

   종격동 비대의 원인으로는 갑상선과 흉선이 있다(그림 9.4).

   갑상선은 요오드 함량이 높아 일반적으로 치밀하며, 정상 크기의 갑상선은 기관 변위를 일으키지 않는다.

   비대해진 갑상선은 기관을 오른쪽이나 왼쪽으로 밀어낼 수 있다.

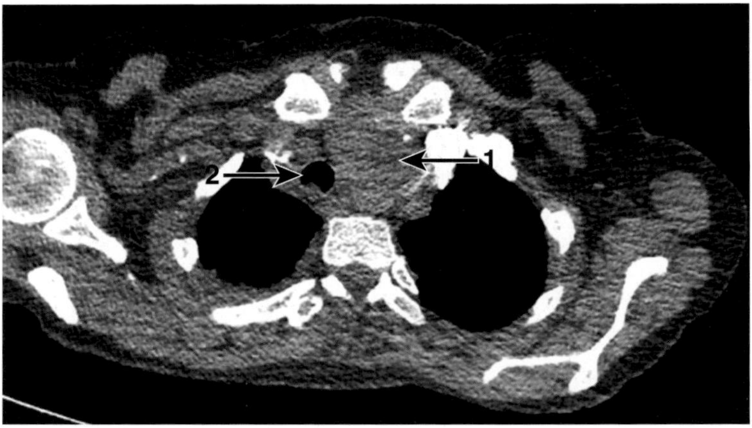

그림 9.4 좌측 갑상선 종괴를 보여주는 CT. 갑상선이 비대해진 환자의 CT이다. 회색으로 보이는 비대해진 갑상선**(1)**과 오른쪽으로 기관이 이동된**(2)** 모습을 확인할 수 있다.

비대된 흉선을 살펴본다. 흉선은 잘 구분되는 연조직 구조로 나타날 수 있으며, 아래쪽으로 절편을 따라가면 심장 앞에서 왼쪽까지 뻗어 있는 것을 볼 수 있다.

2. 대동맥 궁과 상행 및 하행 흉부 대동맥 위치의 종격동 중앙을 살펴본다.

대동맥은 직경이 균일해야 하며, 상행 및 하행 대동맥의 직경은 거의 같아야 한다.

이 중 하나가 비대해지면 대동맥류를 나타낸다(그림 9.5).

대동맥이 비대해진 경우, 박리를 배제하기 위해 조영제가 단일 내강 내에 있는지 주의 깊게 확인한다. 박리 피판은 대동맥 내강을 가로지르는 선처럼 보이며, 일반적으로 대동맥에 정맥 조영제가 주입된 영상에서 명확하게 볼 수 있다.

박리는 응급 치료가 필요할 수 있다.

3. 림프절을 관찰한다(3장 그림 3.2–3.4 참조).

심각한 림프절 종대는 종격동 확장을 유발할 수 있다.

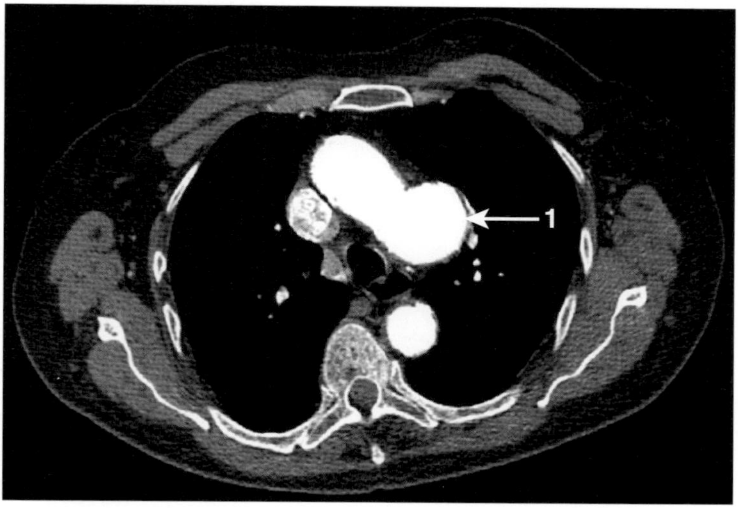

그림 9.5 비정상 CXR 소견으로 흉부 대동맥류 CT 영상. 이 단면은 대동맥궁 위치의 단면이다. 대동맥궁이 정상적인 장방형 모양을 잃고 주머니처럼 커진 것을 확인할 수 있다**(1)**. 이는 대동맥궁 동맥류이다. 모든 조영제가 한 내강에 집중되어 있어 박리가 없음을 시사한다.

10

늑골 이상 (Abnormal ribs)

늑골 골절(Rib fractures)

흉부 X선 촬영(CXR) 검사는 늑골(갈비뼈)과 다른 뼈를 자세히 살펴보기 전까지는 완료되지 않는다. 갈비뼈는 균일한 밀도를 가져야 하며, 가장자리가 매끄럽고 끊어지지 않아야 한다. 주요 이상 소견은 오래된 골절과 새로운 골절, 그리고 전이 여부이다.

1. 새로운 골절. 각 갈비뼈 가장자리를 따라 살펴본다. 새로운 골절은 가장자리가 부러진 것처럼 보인다(그림 10.1). 골절을 발견하면 더 자세한 소견을 찾아본다. 골절 위치를 살펴본다. 처음 세 개의 갈비뼈 중 어느 하나라도 골절되는 것은 드물며 엄청난 힘이 가해졌음을 의미한다. 다른 골절을 살펴본다. 골절이 일렬로 배열된 경우 외상성 손상을 시사하는 반면, 갈비뼈 전체에 산발적으로 골절이 있는 경우 반복적인 손상(예: 유해 알코올 사용)이나 기저 골 약화(악성 질환 등)를 시사할 수 있다. 갈비뼈의 밀도를 확인하고 이전에 본 다른 영상과 비교해 본다. 갈비뼈가 평소보다 덜 하얗다면 골밀도 감소를 시사한다. 마지막으로, 갈비뼈 골절의 합병증인 외과적 폐기종, 기흉, 혈흉을 관찰한다. 또한 아래쪽 세 개의 갈비뼈 손상은 간, 비장 또는 신장 손상과 관련이 있을 수 있다.
2. 오래된 골절. 다시 한번, 가장자리를 따라 살펴본다. 골절 후 가골 형성으로 인해 이 지점에서 갈비뼈가 팽창한다. 세심하고 주의 깊게 살펴봐야 보인다. 가골 형성이 폐 종양처럼 보이는 경우도 있다.

임상적으로 갈비뼈 골절이 의심되지만 흉부 X 선 촬영에서 보이지 않을 수 있다. 갈비뼈 골절은 흉부 X-선 촬영 영상에서 쉽게 놓칠 수 있으며, 종종 전혀 보이지 않는다. 단순 CXR은 일반적으로 잠재적인 합병증을 확인하기 위해 시행된다.

전이성 침착(Metastatic deposits)

갈비뼈의 전이성 병변은 어두운 구멍처럼 보이는 경향이 있다(그림 10.2). 전이의 증거가 있는지 갈비뼈를 주의 깊게 관찰한다. 속발성 전이는 수질에서 시작하여 바깥쪽으로 퍼져 나가며 주변에는 거의 반응이 없다. 따라서 말 그대로 어두운 구멍을 찾아야 한

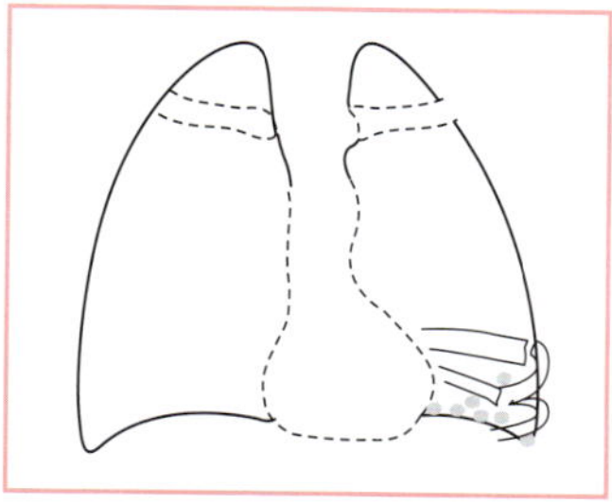

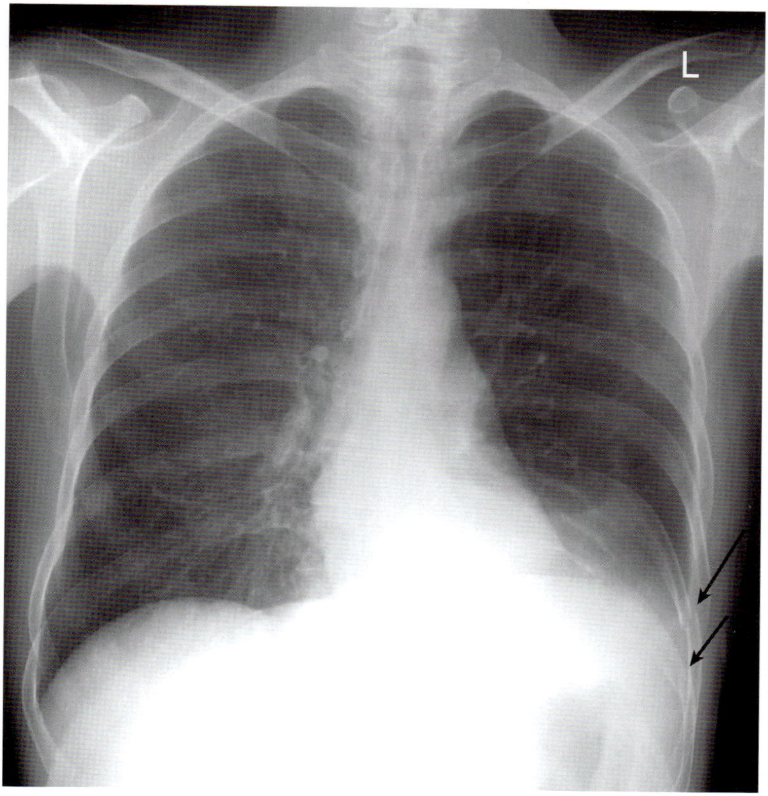

그림 10.1 왼쪽 흉부 외상 환자. 갈비뼈 골절(화살표)과 좌측 혈흉 및 폐 좌상이 관찰된다.

다. 때로는 아래쪽 폐의 흔적이 위쪽 갈비뼈에 전이가 있는 것처럼 보이게 한다. 갈비뼈에 어두운 구멍이 발견되면 가장자리를 주의 깊게 살펴본다. 그 윤곽을 아래쪽 폐 음영과 비교한다. 두 음영이 겹치면 전이가 의심될 수 있다.

뼈 전이가 발견되면 관련 골절이 있는지 주의 깊게 확인한다. 뼈 전이는 고밀도이거나 경결성일 수도 있다. 이 경우 가장자리가 불분명하다.

유사한 병변이 있을 수 있는 다른 뼈들을 주의 깊게 살펴본다.

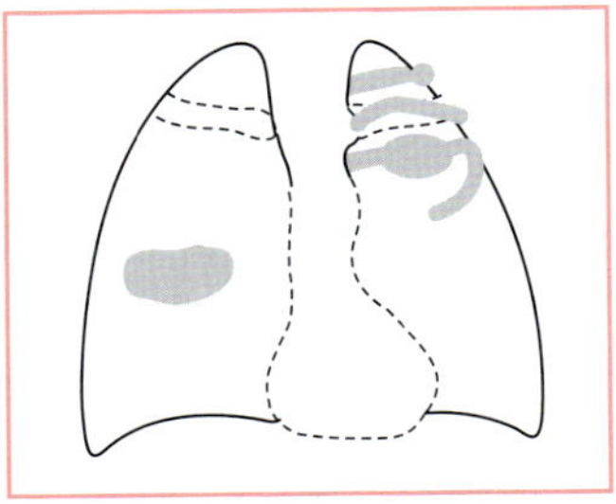

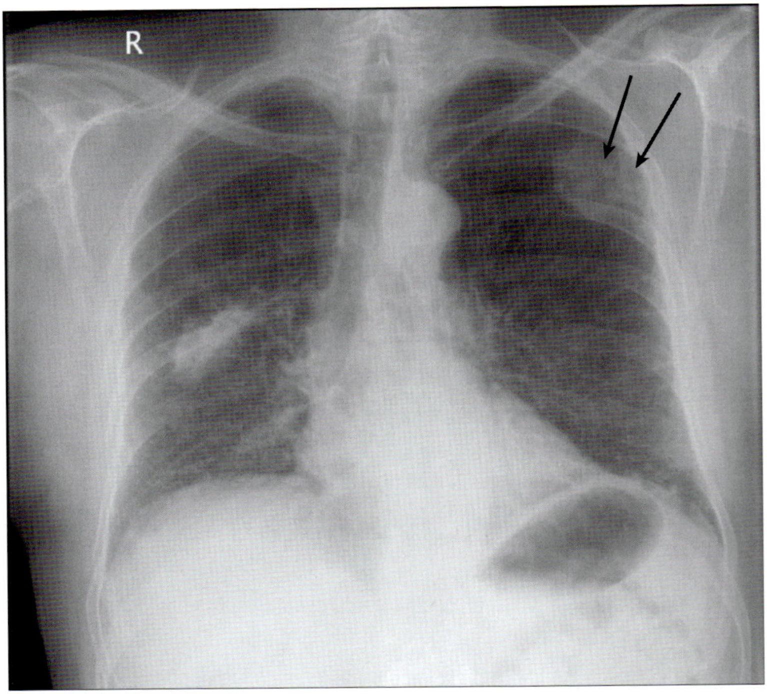

그림 10.2 좌측 5번째 늑골 외측 파괴. 늑골 피질은 명확하게 보이지 않고, 상당한 연조직 음영(화살표)이 있다. 이는 늑골 전이로 인한 것이다. 원발 종양은 폐암으로, 오른쪽 중앙 부위에 침상 종괴가 관찰된다.

11

연조직 이상 (Abnormal soft tissues)

외과적 폐기종(Surgical emphysema)

외과적 폐기종은 언뜻 보기에 매우 지저분해 보인다. 때로는 눈에 띄는 연조직 부위에만 국한되기도 하지만 X선 사진 전체에 걸쳐 나타날 수도 있다(그림 11.1). 박스 11.1에 외과적 폐기종의 원인을 제시하였다. 외과적 폐기종이 의심되는 경우, 다음과 같은 특징을 살펴본다.

1. 경증의 경우, 연조직 내 공기 주머니를 나타내는 마름모꼴의 검은색 음영(그림 11.1 참조)을 찾는다. 이 영역들은 모두 연조직 구조의 평면을 따라 동일한 평면에 위치한다.
2. 중증의 경우, 평면의 방향이 사라진다. 대신, 단일 구조에 국한되지 않고 영상의 일부 또는 전체를 가로지르는 어둡고 흰색 선이 번갈아 나타난다.

박스 11.1 외과적 폐기종의 원인(Causes of surgical emphysema)

외상(Trauma)
의인성(예: 수술, 흉부 배액관 삽입)
폐쇄성 폐질환(예: 천식)
식도 손상
가스 괴저(Gas gangrene)
기흉(Pneumothorax)
종격동 기종(Pneumomediastinum)

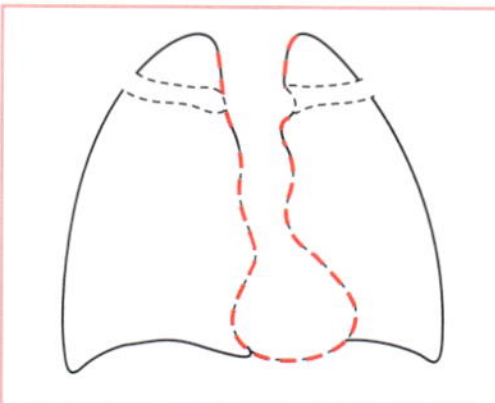

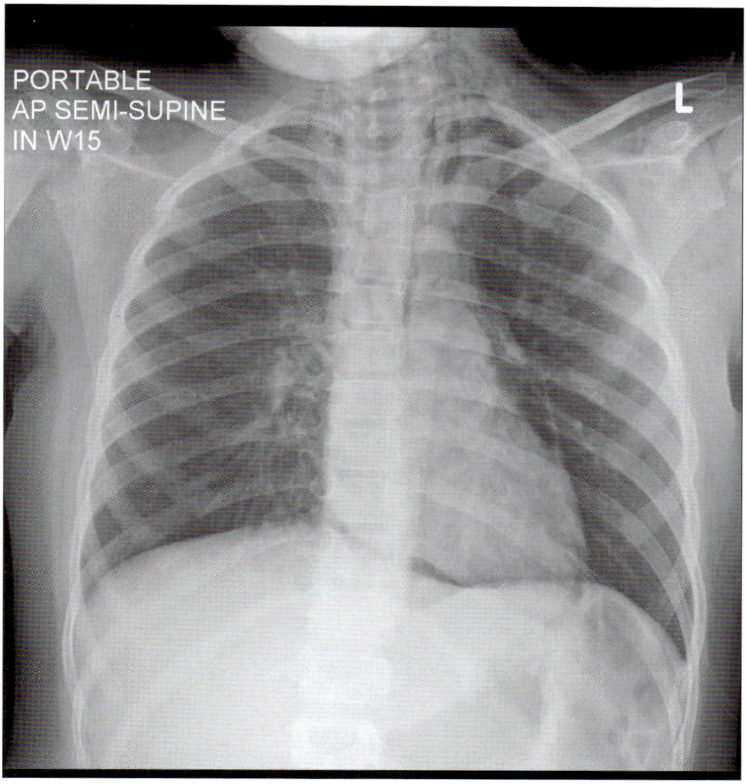

그림 11.1 이 환자는 종격동을 둘러싼 공기로 인해 심장의 윤곽이 드러나는 종격동 기종을 앓고 있으며, 종격동 윤곽을 둘러싼 어두운 음영을 관찰할 수 있다. 공기는 상부 종격동으로 이동하여 목의 연부조직을 침범하였다.

12

중증 환자 (The sick patient)

라인, 튜브, 장치(Lines, tubes and devices)

흉부 X선 촬영(CXR)은 비위관, 중심 정맥관, 흉부 배액관 등의 위치를 확인하는데 일반적으로 사용된다(그림 12.1 - 12.6). 흉부 X선을 촬영할 때는 (a) 선(lines)이 올바른 위치에 있는지, (b) 선이 매끈하거나 구부러져 있는지, (c) 선 삽입 시 합병증이 발생했는지 확인해야 한다. 흉부 X선 촬영 후에는 환자 기록에 소견을 기록하고 라인들이 안전하게 위치하고 있는지 명확하게 설명한다.

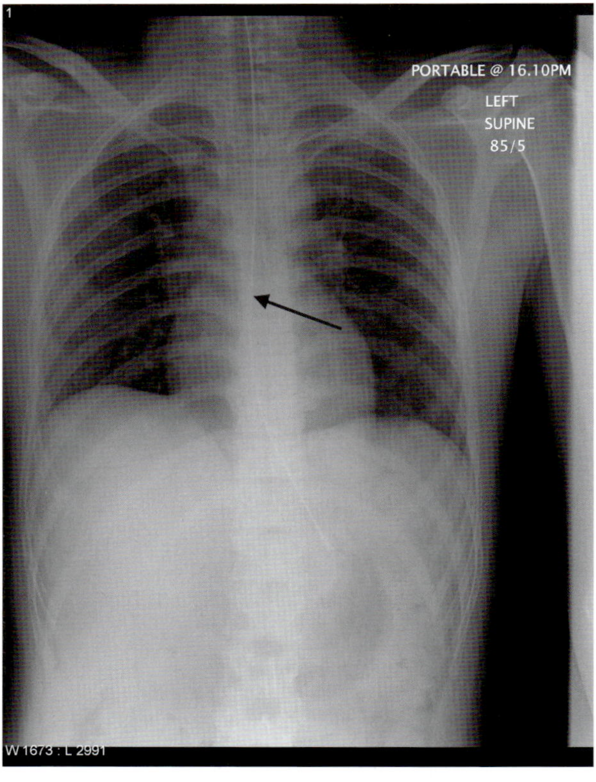

그림 12.1 이 환자는 비위장관을 제자리에 삽입한 상태이다(화살표). 비위장관은 올바른 위치에 있으며, 흉부 X선 촬영 영상 상단부터 횡격막 아래 끝부분까지 올바른 위치에 있는 튜브를 따라갈 수 있다. 튜브는 매끄럽고 꼬이지 않았으므로 제대로 작동할 것이다.

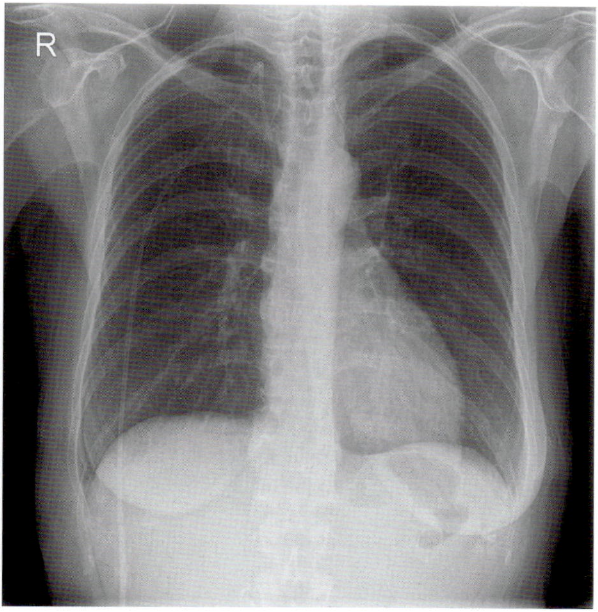

그림 12.2 우측 내경정맥에 히크만선(Hickman line) 삽입. 히크만선 끝은 상대정맥 위로 돌출되어 있으며, 정확한 위치에 있다. 합병증으로 발생된 기흉은 없다.

관의 위치가 올바른지 확인하려면 관련 해부학적 구조를 이해해야 한다. 그림 12.5는 식도, 쇄골하정맥, 내경정맥의 위치를 보여준다. 이 위치들은 튜브의 정확한 위치 확인에 도움이 되므로 기억해 두어야 한다.

마지막으로, 튜브의 위치를 확인하기 위해 흉부 X-선 촬영이 요청되었을 수 있지만, 다른 정보를 얻을 수도 있다. 폐야, 연조직 구조, 뼈 등의 영상을 확인하기 위하여 통상적인 방식으로 CXR를 판독한다.

비위장관(Nasogastric tubes)

비위장관을 명확하게 보려면 CXR을 자세히 봐야 한다. 디지털 영상 저장 시스템을 사용하는 경우, 대비를 변경하면 비위장관을 더 쉽게 볼 수 있다.

흉부 영상에서 선(lines)의 일부를 확인한 후, 선을 따라 위아래로 이동한다. 선 전체를 확실하게 볼 수 있는지 확인한다. 관(튜브)을 가장 낮은 지점까지 따라간다. 이 지점

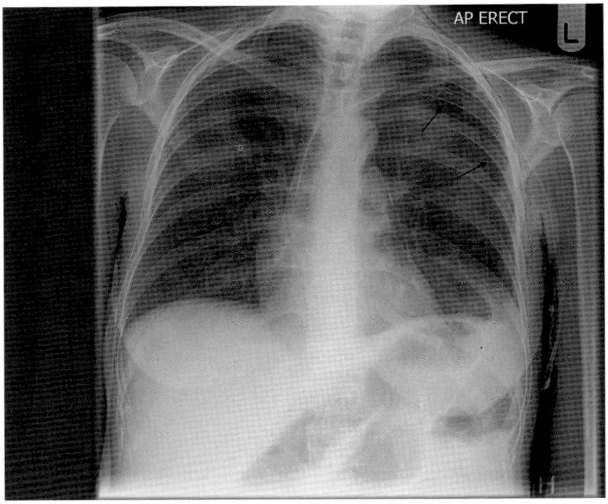

그림 12.3 좌측 중심정맥관(PICC, peripherally inserted central catheter 말초삽입 중심정맥관) 쇄골 하 삽입. 좌측 기흉(화살표)이 있는데, 이는 특히 쇄골하경로를 통한 중심정맥관 삽입 시 발생하는 합병증으로 알려져 있다.

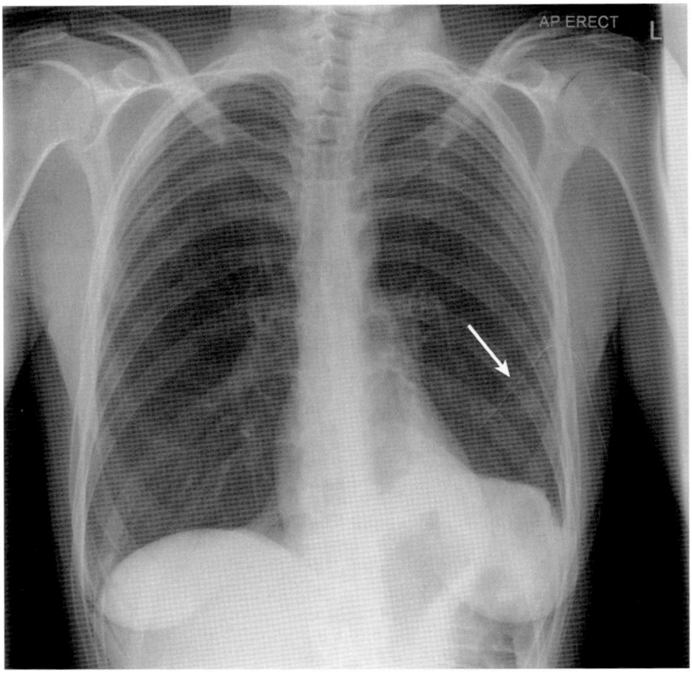

그림 12.4 좌측 흉부 배액관(화살표). 환자에게 기흉이 있었고, 흉부 배액관 삽입 후 배액이 완료되었다.

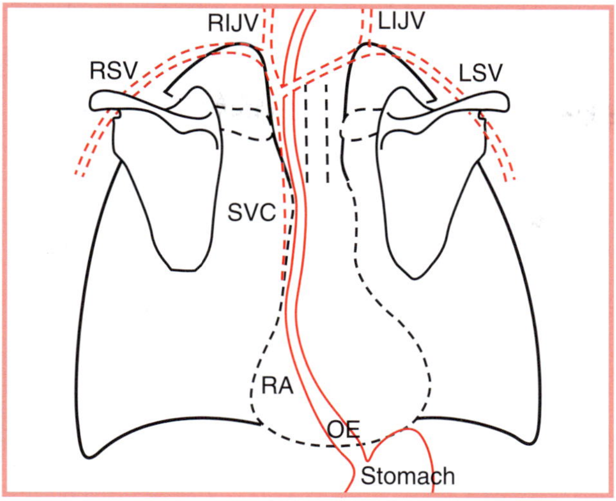

그림 12.5 중심 정맥관에 사용되는 주요 정맥의 경로. 정맥들은 모두 상대정맥(SVC)으로 들어간다. 식도(OE)와 위장의 위치도 표시되어 있다. LIJV: 좌측 내경정맥(Left internal jugular vein); LSV: 좌측 쇄골하정맥(left subclavian vein); RA: 우심방; RIJV: 우측 내경정맥(right internal jugular); RSV: 우측 쇄골하정맥(right subclavian vein).

은 횡격막 아래에 있어야 한다. 선을 따라 다시 위로 이동한다. 식도 경로를 따라가야 하므로 가슴 중앙을 통과해야 한다. 왼쪽이나 오른쪽으로 크게 벗어난 경우, 특히 기관지 경로를 따라가는 경우 식도가 아닌 기관지 내에 있을 수 있다. 이 경우, 관을 제거하고 신속하게 위치를 변경해야 한다. 이러한 관을 통해 영양을 공급하면 폐렴이 발생하여 환자의 상태가 매우 악화될 수 있다.

비위장관의 끝이 원위 식도(정중선에 있지만 횡격막 아래에는 없는)에 있는 경우에도 위치를 조정해야 한다. 또한, 튜브가 꼬이지 않았는지 확인한다.

비위관 삽입 시 기흉이 발생할 가능성은 낮다. 그러나 튜브가 기도에 들어간 경우 잠재적인 합병증이 될 수 있다. 튜브가 폐에 있는 것으로 보인다면 기흉 가능성을 살펴본다.

중심정맥관(Central lines)

그림 12.5에 표시된 해부학적 경계를 따라가는지 확인한다.

중심정맥관의 끝 위치를 확인한다. 관의 끝은 심장 쪽을 향해야 한다. 때로는 관이 다시 돌아서 다른 정맥으로 들어가 심장에서 멀어지는 경우도 있다. 예를 들어, 쇄골하관이 상완두정맥으로 올라가 머리나 어깨 쪽을 향하는 경우가 흔하다. 관이 심장 음영에서 벗어나 있는지, 그리고 관이 매끄럽고 꼬이지 않았는지 확인한다.

폐야를 주의 깊게 검토하고 환자에게 기흉이 없는지 확인한다. 기흉은 중심정맥관 삽입 시 흔히 발생하는 합병증이며, 쇄골하 접근법에서 더 흔하게 발생한다.

종격동 혈종은 종격동 확장을 초래할 수 있는 또 다른 잠재적 합병증이다(9장 참조).

흉관 배액(Chest drains)

흉관 라인이 흉막강으로 들어가는지 확인한다. 횡격막 위에 위치하며 피하 조직을 통과했는지 확인한다. 라인 끝이 흉벽이나 심장 경계에 닿지 않았는지 확인한다. 흉관 라인이 꼬이지 않았는지 확인한다.

흉부 배액관 삽입 후 흉부 X선 영상에서 외과적 폐기종이 보일 수 있다. 이는 드문 일이 아니다. 172p를 참조하세요.

심장 박동기(Pacemakers)

심장박동기의 위치는 심장전문의가 확인해야 한다. 하지만 심박박동기와 이식형 제세동기의 흉부 X선 촬영 소견을 아는 것은 중요하다. 2장 그림 2.4는 우심방과 우심실로 연결되는 리드를 가진 전형적인 이중 심장박동기를 보여준다.

중환자실 환자(The patient on intensive care)

중환자의 CXR은 이상적인 조건에서 촬영되지 않았기 때문에 해석하기가 더 어렵다(그림 12.6).

환자는 일어설 수 없을 정도로 건강하지 않기 때문에 반기립 상태이거나 앙와위일 가능성이 높다. 이는 특히 흉막 삼출액이 있는 경우 체액 분포에 상당한 영향을 미친다. 기립 상태에서 촬영한 흉부 영상에서 체액은 폐 바닥으로 가라앉아 횡격막을 가리고, 일반적으로 반월상 음영을 포함한 명확한 상부 경계를 형성한다. 그러나 중환자실에서 촬

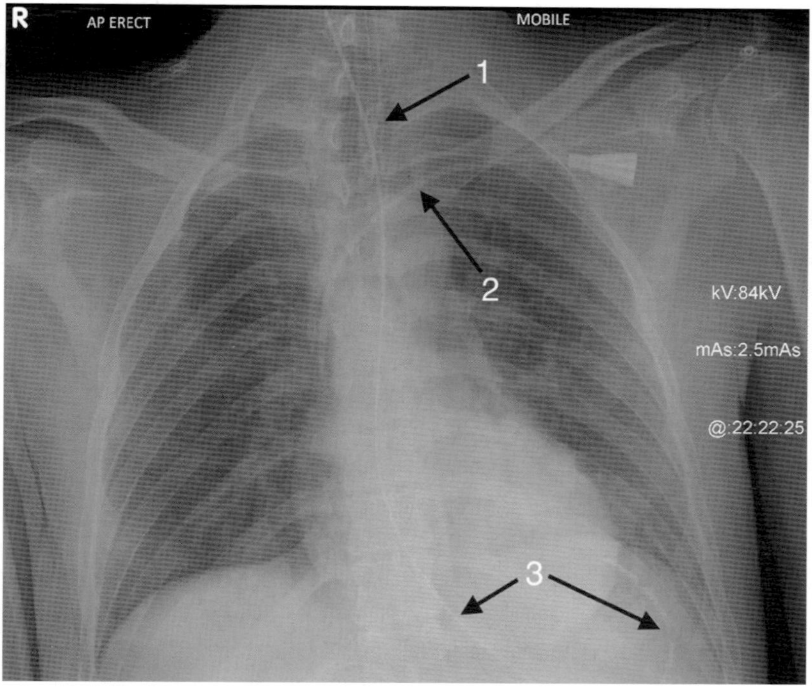

그림 12.6 중환자실 환자 영상. 적절한 위치에 있는 기관내관(ET) 튜브**(1)**가 있으며, 끝부분은 기관분기부에서 2개의 척추체 높이에 위치한다. 좌측 쇄골하 중심관**(2)**은 끝부분이 원위 상대정맥 위에 위치한다. 비위장관**(3)** 역시 적절한 위치에 있으며, 끝부분이 위장내에 있다.

영한 앙와위 또는 반기립 상태에서는 이러한 현상이 나타나지 않는다. 환자가 누워 있는 상태에서는 체액이 폐 기저부로 가라앉지 않아 폐야 전체에 걸쳐 백색도가 전반적으로 증가하며, 명확한 상부 경계는 나타나지 않는다.

중환자실 흉부 촬영은 후전방(PA)보다는 전후방(AP)으로 촬영될 가능성이 높다. 따라서 심장의 크기를 판단하기 어렵고, 심장이 정상보다 크게 보일 수 있다.

환자는 심호흡을 하지 않았거나 숨을 참을 수 없었을 수 있다. 심호흡을 하지 않으면 심장과 종격동이 정상보다 넓어 보이고 폐야가 더 하얗게 보일 수 있다. 환자가 숨을 참을 수 없었다면 영상이 흐릿해지고 미세한 이상 소견을 놓칠 수 있다.

환자에게 여러 개의 라인과 튜브가 있을 수 있다. 이러한 라인은 환자의 내부와 외부 모두에 있다는 점을 기억한다. 예를 들어, 기관내 튜브는 기관 내에서 나타나지만, 인공호흡기에 연결된 선은 환자의 흉부 영상에도 나타날 수 있다. 이러한 라인이 이상 소견을 가릴 수 있으므로 주의하여 판독한다. 또한, 비정상적으로 보이는 음영은 라인으로 인해 발생한 인공물인 경우도 있다.

합병증과 기저 병변을 확인하기 위해 영상의 나머지 부분을 주의 깊게 살펴본다.

13 감춰진 이상 (The hidden abnormality)

판코스트 종양(Pancoast tumour)

영상 판독에 있어 여러 가지 이상 소견들을 쉽게 간과할 수 있다(그림 13.1). 흉부 X선 검사 결과가 정상이라고 판단하기 전에 다음과 같이 점검한다.

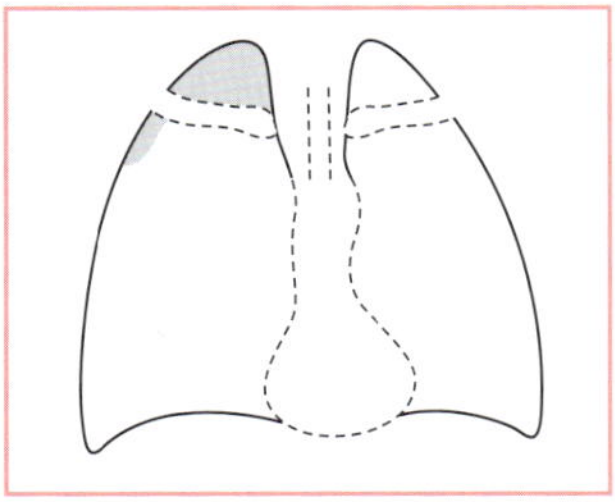

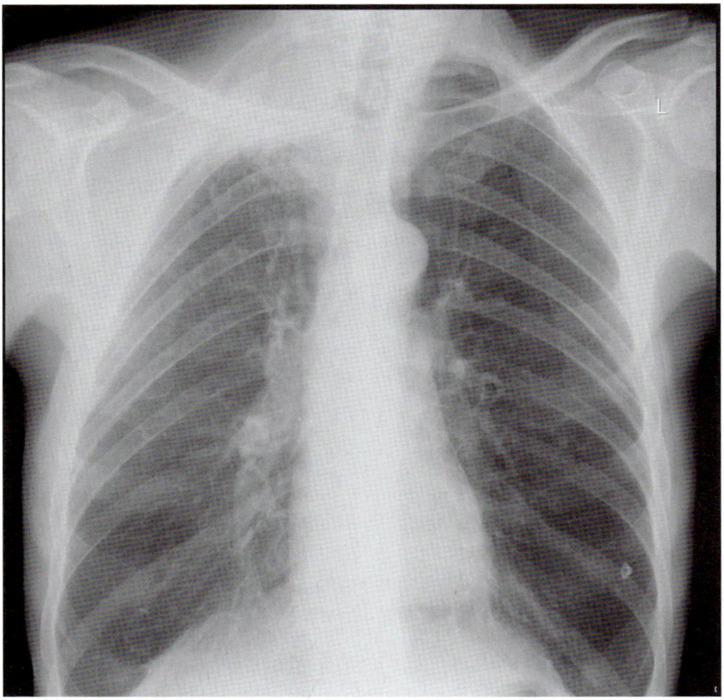

그림 13.1 언뜻 보기에는 이 영상에 이상이 있다는 것을 알아차리기 어려울 수 있다. 그러나 오른쪽 폐 첨부의 백색도가 증가한 것을 주목한다. 이는 판코스트 종양의 소견이다.

1. 양쪽 폐의 첨부를 주의 깊게 살펴본다. 이곳은 판코스트 종양, 만성 섬유증, 기흉 등 폐 병리의 흔한 부위이다. 폐 첨부는 갈비뼈와 쇄골에 가려져 있어 병변을 쉽게 놓칠 수 있다.
2. 심장 음영을 주의 깊게 살펴본다. 심장 뒤쪽의 병변은 심장의 흰색 음영에 가려져 종종 놓칠 수 있다. 심장 음영에서 다른 부분보다 더 흰색으로 보이는 부분이 있는지 주의 깊게 살펴본다. 또한 좌하엽 허탈의 삼각형 음영과 심장 뒤쪽의 경결과 같은 미세한 변화도 살펴본다.
3. 종격동을 주의 깊게 살펴본다. 종격동 모양의 변화는 매우 미세할 수 있다.
4. 폐문(hilum)을 살펴본다. 폐문의 모양이나 밀도의 변화는 쉽게 놓칠 수 있다.
5. 뼈 전이와 같은 파괴적인 병변은 발견하기 어려울 수 있으므로 모든 뼈를 주의 깊게 살펴본다. 연조직도 살펴본다.
6. 횡격막 아래를 관찰한다. 특히 내장 천공이 의심되는 경우 횡격막 아래 자유 공기(free air)가 있는지 확인한다.
7. 영상의학과 전문의의 판독을 참고한다!

겉보기에 정상인 흉부 X선 영상(CXR)에서 이상을 발견하는 것은 전문의 시험에서 흔히 나오는 문제이다. 이러한 X선 사진을 보게 되면 박스 13.1에 제시된 정보를 참조한다.

박스 13.1 정상처럼 보이는 흉부 영상에서 놓치기 쉬운 소견 (Exams and the normal x-ray)

흉부 X선 촬영 판독에서 고려해야 할 소견들:

- 폐첨부 음영 및 판코스트 종양(Pancoast tumours)
- 좌하엽 허탈
- 식도 열공 탈장(심장 뒤쪽에 체액이 고이는 상태)
- 우심증(Dextrocardia) (엑스레이가 반대 방향으로 보임; 측면 표시 확인)
- 유방절제술(Mastectomy)
- 횡격막 아래 공기(Air under the diaphragm)
- 작은 기흉(Small pneumothorax)
- 미세한 폐암(Subtle lung cancer)

심장 뒤쪽 이상 음영(Abnormalities behind the heart)

겉보기에 정상으로 보이는 X선 영상을 판독할 때는 심장 뒤쪽을 살펴보는 것이 중요하다(그림 13.2). 심장은 일반적으로 상당히 균일하게 흰색이며, 흰색이 증가된 부분은 또 다른 병변을 시사한다. 따라서 심장 뒤쪽에 흰색 음영이 증가한 부분이 보이면 다음과 같이 판독한다.

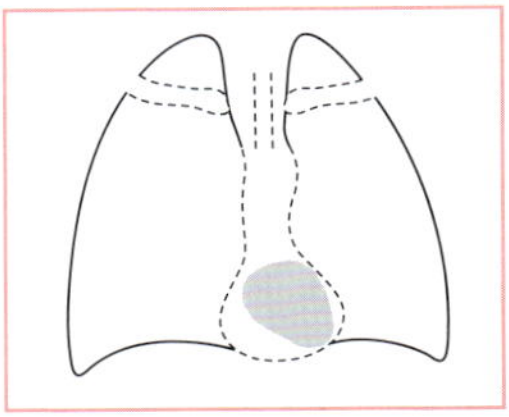

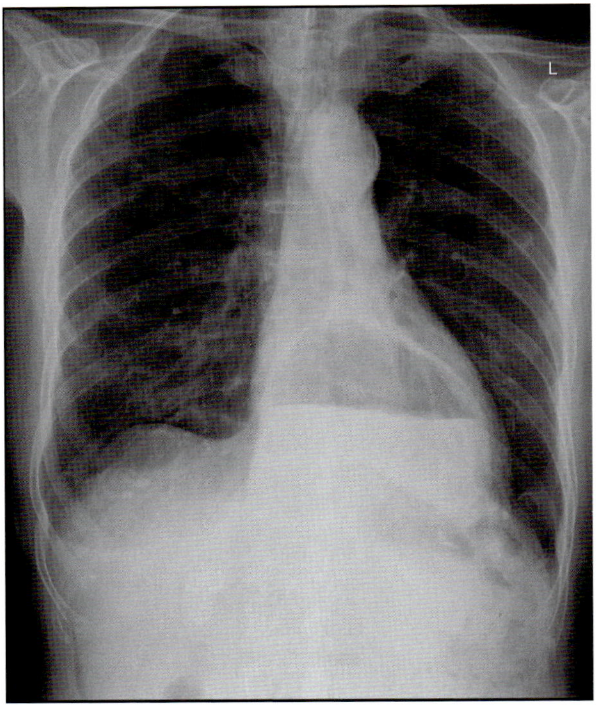

그림 13.2 만성 기침을 호소한 67세 환자의 영상. 심장 뒤쪽으로 곡선 모양의 흰색 선이 보인다. 식도 열공 탈장 소견이다. 환자는 다른 증상 없이 가벼운 속쓰림을 호소했다.

1. 이전에 설명한 백색 폐야의 특징이 있는지 확인한다. 예를 들어, 폐 경결을 시사하는 공기-기관지 음영이나 기관지 확장증을 시사하는 트램라인이나 고리 모양의 음영을 확인한다. 또한 좌측 횡격막의 윤곽을 살펴본다. 인접한 병변이 있는 경우 횡격막 윤곽이 가려질 수 있다(실루엣 징후).
2. 영상을 자세히 살펴보고 좌측 하엽 허탈이 보이는지 확인한다. 이는 55~56p에 설명되어 있으며, 심장 뒤에 빽빽한 흰색 삼각형 모양으로 나타난다. 놓치기 쉬우므로 주의 깊게 살펴봐야 한다. 이는 폐암을 시사한다.
3. 모양이 식도 열공 탈장과 일치하는지 확인한다. 심장 뒤 또는 좌측 심장 경계 옆에 둥근 흰색 선으로 나타날 수 있는 위장의 윤곽을 확인한다. 위장 내부의 체액으로 인해 종종 관찰되는 평평한 체액 라인을 찾아본다.

횡격막 아래 공기 음영(Air under the diaphragm)

횡격막 아래 부분을 관찰하여 CXR판독을 마무리한다(그림 13.3). 횡격막 바로 아래 부분은 일반적으로 흰색인데, 이는 복부의 윗부분에 간과 비장의 치밀한 구조가 있기 때문이다. 따라서 일반적으로 횡격막의 윗면만 볼 수 있다. 왼쪽 횡격막 아래에 더 검고 둥근 부분이 보일 수 있다. 이것이 위 내부의 공기 기포이다.

횡격막 아래를 관찰하는 주된 이유 중 하나는 자유 공기의 존재를 확인하기 위한 것이다. 이는 복강 내 천공을 나타낼 수 있으므로 중요한 징후이다. 관찰될 수 있는 다른 복강 내 병리로는 오른쪽 횡격막 아래의 석회화(흰색이 증가한 작은 영역) 영역(담석에 해당)과 왼쪽 횡격막 아래의 확장된 장 고리 음영이 있다. 때때로 간 위에 위치한 결장이 복강 내 자유 공기와 유사한 증상을 보일 수 있다(Chailaiditi's syndrome).

직립 CXR은 복부의 자유 공기를 감지하는데 상당히 민감한 검사이며, 최소 10 mL의 공기도 감지할 수 있다. 횡격막 바로 아래에 검은색 테두리처럼 나타나며, 쉽게 식별할 수 있고 횡격막의 윗면과 아랫면을 모두 볼 수 있다.

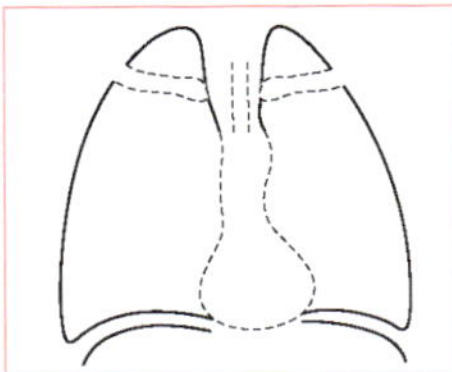

그림 13.3 이 두 X선 영상은 천공된 장기로 인해 양쪽 횡격막 아래에 공기가 차 있는 것을 보여준다. 위 영상**(A)**은 미세한 예이지만, 아래 영상**(B)**에서 공기가 위를 감싸고 있어 더 명확하다(Rigler sign). 횡격막 아래는 흉부 X선 촬영 영상에서 중요한 관찰 영역이다.

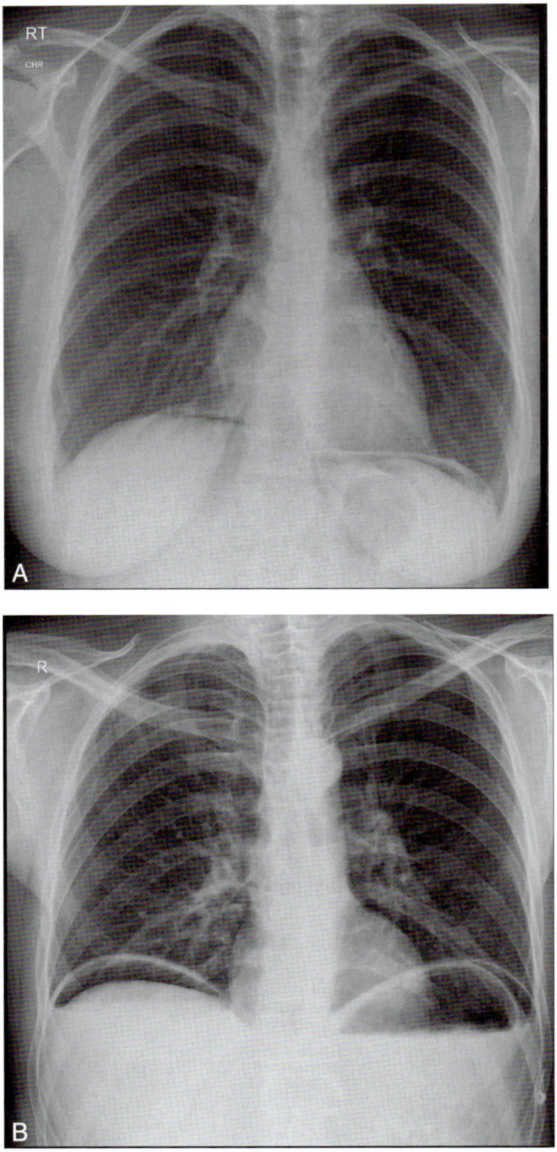

횡격막 아래의 공기와 정상적인 위 기포를 구분하기 어려울 때가 있다. 만일 의심스러운 경우라면:

1. 횡격막의 두께를 살펴본다. 즉, 아래쪽의 검은 부분과 위쪽의 폐 사이의 선이다. 횡격막 바로 아래에 자유 공기가 있는 경우, 공기와 가슴 사이의 흰색 선은 횡격막만으로 구성되므로 매우 얇게 보인다. 공기가 위에 있는 경우, 생성된 흰색 선은 위 내벽과 횡격막 둘 다로 구성된다. 선은 더 두껍게 보일 것이며 횡격막에 인접하지 않을 수 있다. 일반적으로 횡격막 선이 5 mm 미만이면 자유 공기가 있을 가능성이 높다.
2. 기포의 길이, 즉 내측에서 외측까지의 거리를 살펴본다. 기포가 한쪽 횡격막 길이의 절반보다 길면 자유 공기일 가능성이 높다. 위 내부의 공기는 위장의 해부학적 구조에 의해 제한된다.
3. 양쪽 횡격막을 살펴본다. 오른쪽과 왼쪽 양쪽 횡격막 아래에 공기가 있는 경우, 복부에 자유 공기가 있을 가능성이 높다.
4. 여전히 의심스럽다면 와상(decubitus) 촬영을 요청한다. 이 촬영은 환자를 왼쪽으로 눕힌 상태에서 이루어진다. 자유 공기는 횡격막에서 상승하여 복부 최상부에서 간 측면에 위치하게 되지만, 위 내부의 공기는 같은 위치에 유지된다. 이러한 변화가 나타나기까지는 10분 이상 소요된다. 따라서 환자는 X선 촬영 전에 10분 동안 옆으로 누워 있어야 한다. 자유공기가 의심스러운 경우 CT 촬영이 가능하다면 시행할 수 있다. CT 영상은 일반 방사선 사진보다 자유 공기를 감지하는데 더 민감하며, 표준 검사로 간주된다.

14

흉부 영상 퀴즈 (The chest X-ray quiz)

퀴즈

퀴즈 1

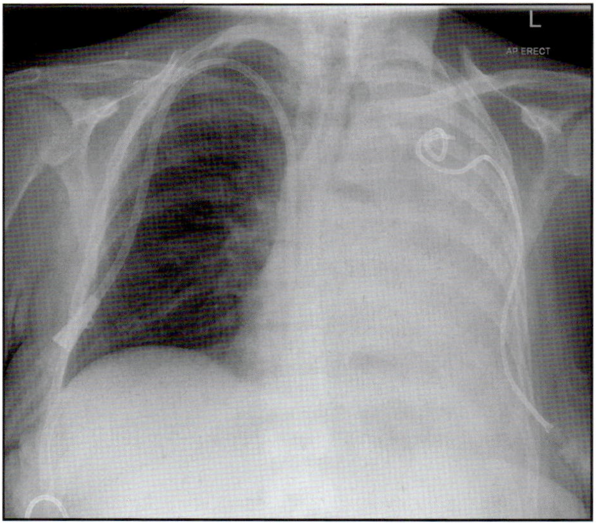

환자는 점점 심해지는 호흡곤란을 호소하였다. 병동에서 다음과 같은 방사선 촬영을 하였다. 영상은 추적 방사선 영상이다.

환자는 어떤 시술을 받았을까요?

좌측 흉부에 발생한 원인은 무엇이며, 가장 가능성이 높은 원인은 무엇인가요?

이 영상에서 유추할 수 있는 기저 질환은 무엇인가요?

퀴즈 2

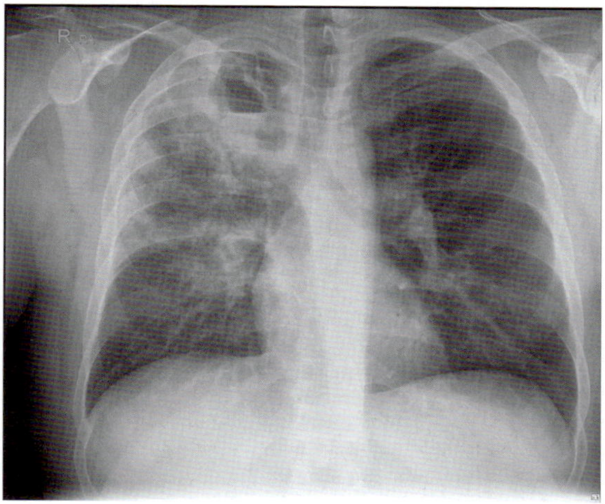

환자는 몇 주 동안 심한 기침, 체중 감소, 객혈과 함께 발열 증상이 있어 응급실에 왔다. 가장 가능성 있는 진단은 무엇인가?

입원 담당 의사와 병동 간호팀에서는 앞으로 무엇을 해야 할까요?

퀴즈 3

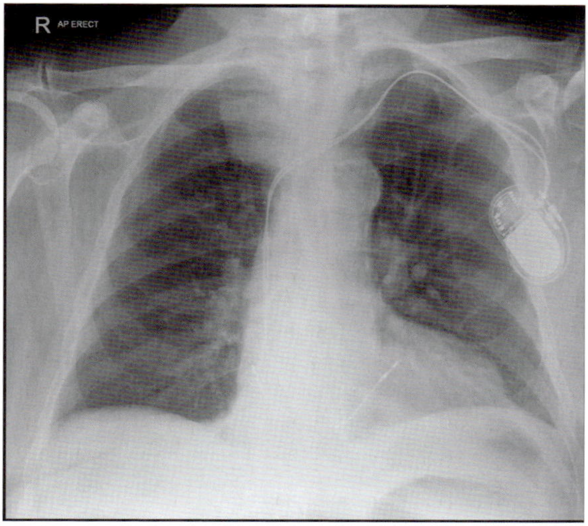

환자는 점진적으로 나타나는 호흡곤란 증상을 보였다. 방사선 사진의 주요 소견은 무엇이며, 증상과 관련이 있을까요?

퀴즈 4

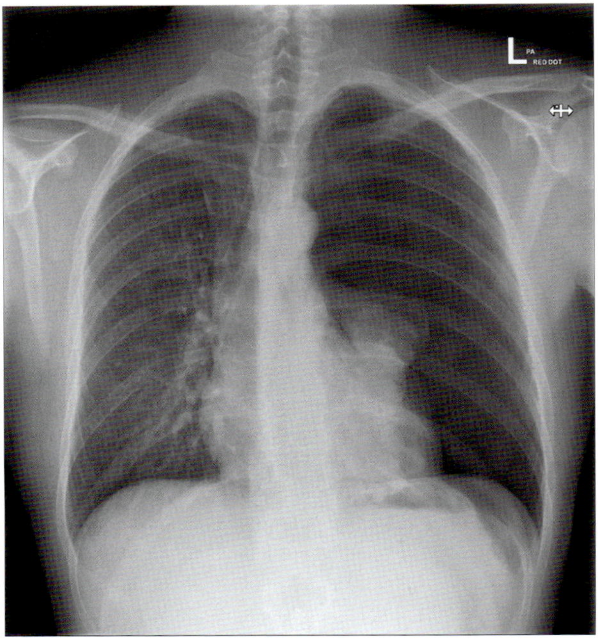

환자는 갑작스러운 호흡곤란으로 응급실에 왔다. 진찰 결과 좌측 흉부에 과공명음이 관찰되었다. 이동형 CXR 검사를 의뢰했다.

검사 결과는 어떠하며, 다음으로 무엇을 해야 할까요?

단순 방사선 영상에서 이 소견을 처음 발견해서는 안 된다는 이유는 무엇일까요?

퀴즈 5

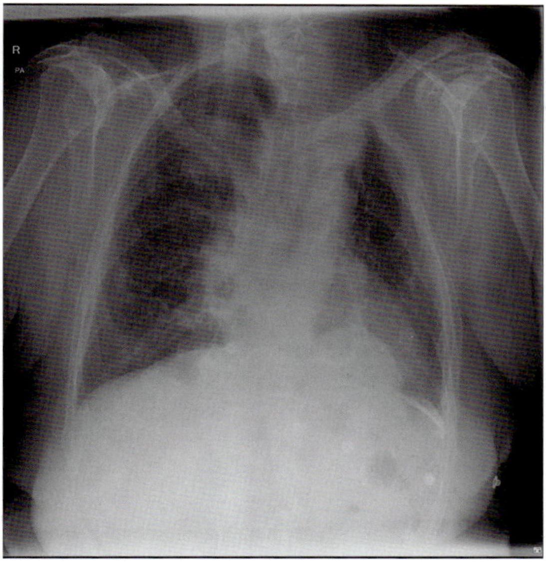

환자는 다음과 같은 CXR 검사를 받았다. 어떤 소견이 보이나요?

퀴즈 6

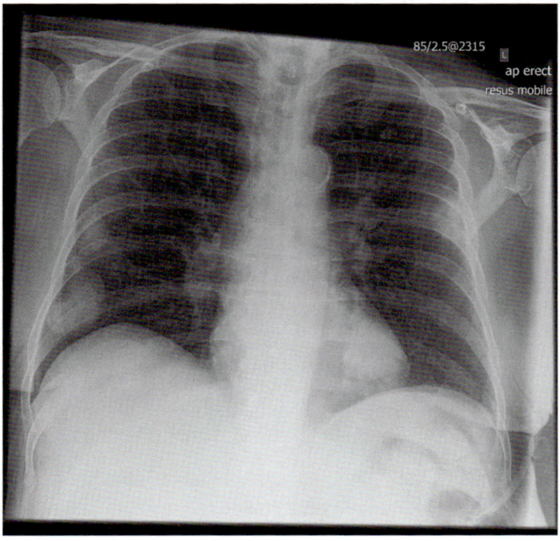

환자는 체중 감소를 호소하여 흉부 X선 촬영을 하였다. 예상 진단은 무엇이며, 앞으로 어떤 조치를 취해야 하나?

퀴즈 7

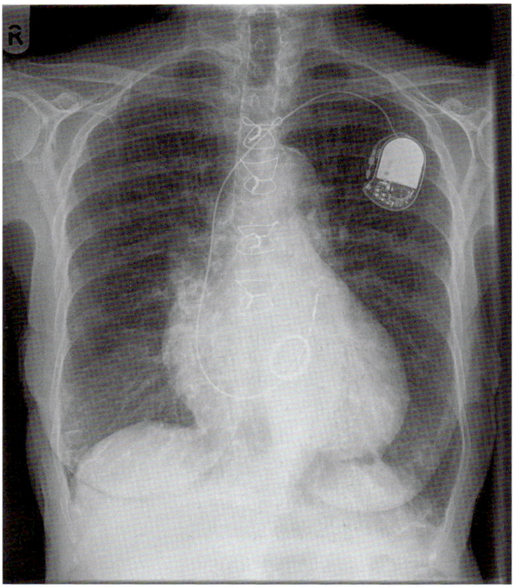

환자는 점점 심해지는 호흡곤란 증상을 호소한다. 흉부 영상에서 원인을 찾을 수 있나요? 영상에서 보이는 다른 소견은 무엇인가?

퀴즈 8

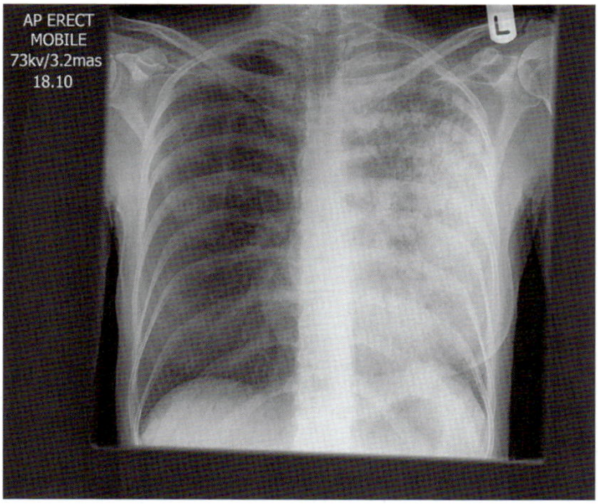

환자는 열과 호흡곤란을 호소했다. 대기 호흡 상태에서 산소 포화도는 90%이다. 예상 진단은 무엇이며, 즉각적인 치료는 어떻게 해야 하나요??

퀴즈 9

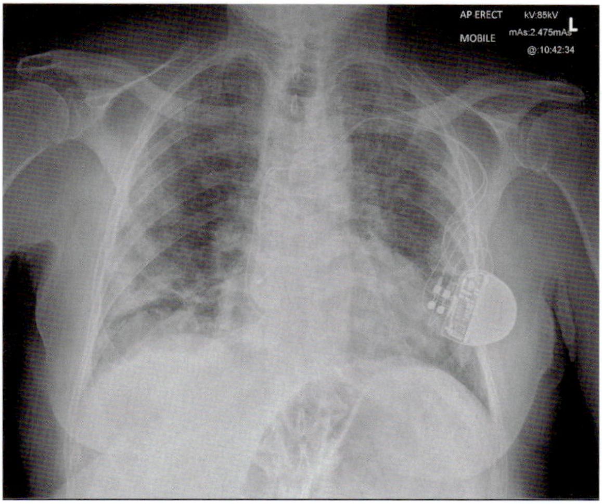

환자는 COVID-19 대유행 기간 동안 호흡곤란, 발열, 기침 증상을 보였다. 영상 사진에서 어떤 소견이 보이며, 환자에게 필요한 다른 검사는 무엇인가?

퀴즈 10

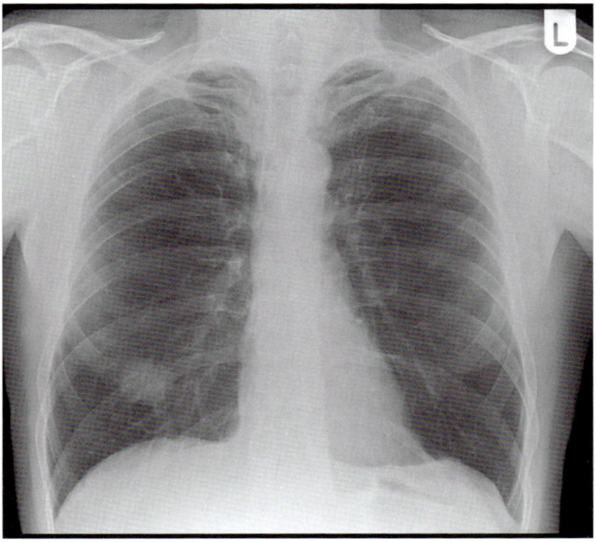

환자는 기침, 체중 감소, 객혈 증상을 보였다. 영상에서 어떤 모습이 보이나요? 앞으로 환자를 어떻게 관리할까요?

답과 해설

답과 해설 1

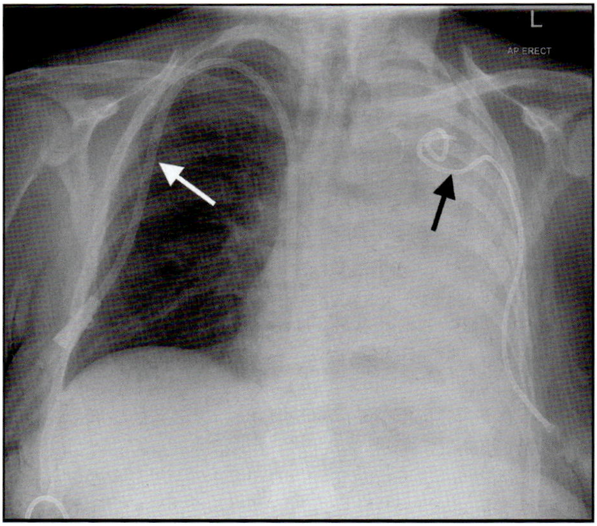

환자에게 좌측 피그테일(pigtail) 흉부 배액관을 삽입했다(검은색 화살표). 우측 히크만(Hickman) 라인(흰색 화살표)도 제자리에 있지만, 이전에 삽입되었을 가능성이 높다.

좌측 흉부 전반에 "백화, 완전 백색 음영(white out)"이 있다. 이는 매우 조밀한 감염성 경결, 다량의 흉막 삼출액, 폐 허탈 또는 전폐절제술로 인해 발생할 수 있다.

이러한 영상 소견은 종격동의 위치를 평가하여 구별할 수 있다. 경결 시 종격동은 중앙에 위치한다. 허탈 시 종격동은 이상 부위 쪽으로 이동한다. 삼출액 시 종격동은 이상 부위에서 멀어진다. 그러나 환자가 매우 아파서 엑스레이 촬영을 위해 서 있을 수 없는 경우 영상이 회전될 수 있다는 점을 기억해야 한다. 이 경우 종격동의 위치를 정확하게 평가하기 어려울 수 있다. 환자가 전폐절제술을 받은 경우, 갈비뼈가 없거나 수술용 클립이 눈에 띄게 보일 수 있다.

실제로는 여러 병변이 복합적으로 작용하여 백화(white out)가 발생하는 경우가 많다. 이 경우 배액관의 존재는 삼출액이 있었음을 시사한다(일반적으로 배액관 삽입 전 초음파나 CT로 확인). 그럼에도 불구하고 종격동은 이상 부위 쪽으로 이동되었다. 따라서 허탈의 가능성도 있다. 주된 병변을 정확하게 평가하기 어려워 배액관 삽입 전 흉부 초음파 검사가 중요하다.

우측 히크만 선이 있고 뼈는 전반적으로 치밀해 보인다. 척추는 더 치밀하기 때문에 더 명확하게 보인다. 환자는 우측 히크만관을 통해 혈액투석을 받고 있으며, 뼈에 신장성 골이영양증이 있다.

답과 해설 2

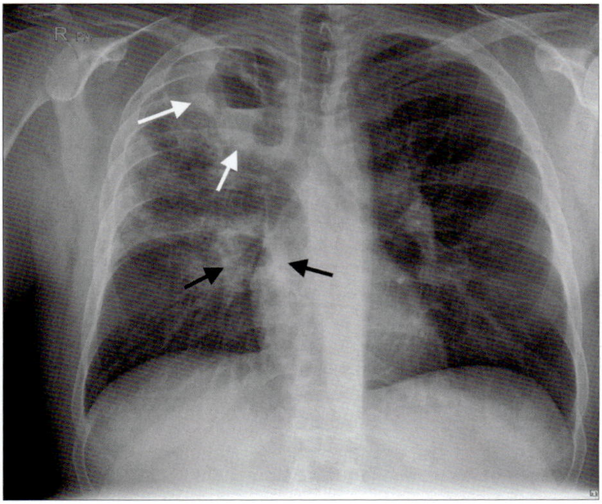

환자는 우측 폐첨부에 공동을 가진 병변(흰색 화살표)을 보인다. 우측 하엽 부위에 공동을 가진 더 작은 병변이 있는데, 이는 하엽 상부에 있을 수 있다(검은색 화살표). 우측 상엽과 중엽에 경결이 있다.

이러한 영상 소견이 나타나면 결핵을 우선 고려해야 한다. 결핵은 폐첨부와 폐엽을 침범하는 경향이 있으며, 공동 형성이 특징이다.

환자는 호흡기 내과에 의뢰되어 객담 배양 검사를 받아야 한다. 호흡기 전담팀은 접촉자 추적 및 감염성 질환 관련 정보를 제공해야 한다. 결핵은 전염성이 매우 높기 때문에 입원 시 별도의 병실이 필요하다.

악성 종양이나 다발성혈관염을 동반한 육아종증(이전에는 베게너 육아종증 wegener granulomatosis)과 같은 결합 조직 질환을 포함하여 공동 형성 병변의 다른 원인도 있다. CT 촬영을 통해 이러한 공동 형성 병변의 특징을 더욱 자세히 파악할 수 있다.

답과 해설 3

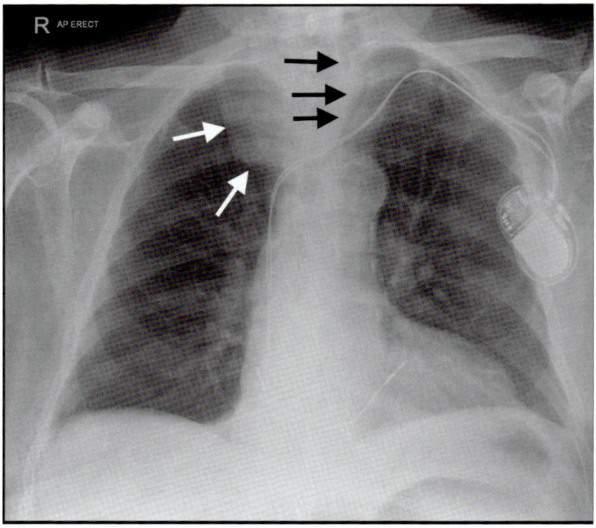

환자는 상부 종격동 종괴(흰색 화살표)를 가지고 있다. 종괴는 목까지 확장되어 기관을 압박하고 있다. 기관의 검은 음영을 따라 아래로 내려가면 검은색 화살표 위치에서 기관 내강이 매우 좁아진다. 이전 영상의학적 검사를 검토하면 이 병변이 오랜 기간 지속되었는지 확인하는데 도움이 된다. 필요한 경우 목을 포함한 초음파 또는 CT 검사를 추가로 시행하면 더 자세한 정보를 얻을 수 있다. 이 환자의 경우 갑상선 비대증이 원인이었고, 갑상선 전문의에게 긴급 의뢰되었다. 환자는 며칠 내에 수술을 받았고 완전히 회복되었다. 환자는 이중 심박조율기를 사용하고 있다.

답과 해설 4

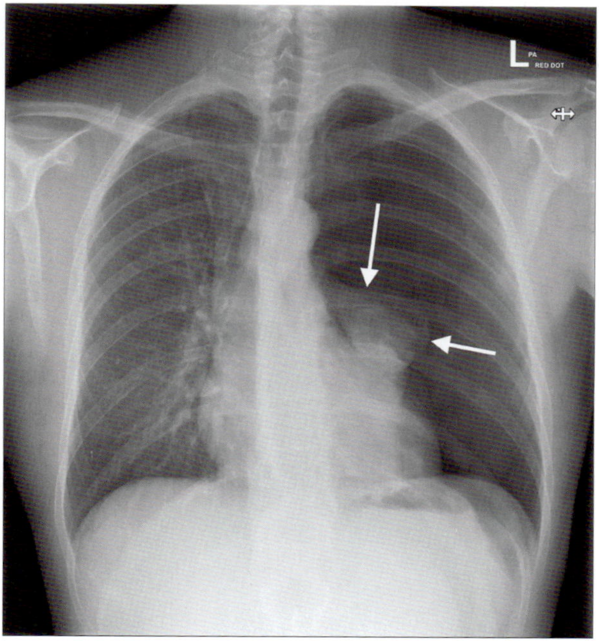

영상은 좌측에 큰 긴장성 기흉을 보여준다. 좌측 폐가 압박되었으며, 흰색 화살표로 좌측폐의 가장자리가 보인다. 종격동이 오른쪽으로 이동하였다. 또한 긴장성 기흉은 횡격막의 하강을 유발하고, 결국 뒤집어질 수 있다. 이는 즉각적으로 생명을 위협할 수 있는 질환이다. 즉각적인 치료는 제2 늑간 공간에 바늘을 넣어 감압한 후 흉부 배액관을 삽입하는 것이다.

긴장성 기흉은 임상적으로 진단해야 한다. 환자의 상태가 너무 빨리 악화되어 확진을 위한 흉부 방사선 검사 영상(CXR)을 시행할 수 없는 경우도 있다. 확실한 임상적 진단이 가능하다면 치료를 먼저 고려해야 한다. 그러나 실제로는 임상적으로 의심되지 않았거나 진단이 임상적으로 명확하지 않은 경우, 흉부 방사선 검사 영상(CXR)을 판독할 때 긴장성 기흉의 가능성에 주의를 기울여야 한다.

답과 해설 5

이 영상은 흉곽성형술을 받은 소견을 보여준다. 흉곽성형술은 결핵 치료 목적으로 흉강을 폐쇄하는 수술적 처치이다. 현대 의료에서 자주 시행되지는 않지만, 방사선 사진에서 흉곽성형술의 외형이 뚜렷하므로 환자 또는 진료 기록에서 흉곽성형술 병력을 확인해야 한다.

답과 해설 6

환자의 폐에 둥근 불투명 종괴가 있는데, 이는 전이를 시사한다. 하나는 심장 뒤쪽으로 돌출되어 보인다. 다발성 폐 종양/결절의 원인은 여러 가지가 있다. 여기에는 감염과 유육종증 및 진폐증과 같은 직업성 폐 질환이 포함된다.

이전 영상과 비교하는 것이 도움이 될 수 있다. 결절이 수년 동안 안정적으로 유지된다면 악성일 가능성이 낮다. 반면, 결절이 새로 생기거나 커지고 있다면 악성 질환을 시사한다.

환자는 자세한 병력 청취와 진찰이 필요하다. 환자에게 앓고 있는 악성 종양이 있는지 확인한다. 이 경우 병기 판정을 위하여 흉부, 복부, 골반의 CT 촬영을 시행하고 적절한 다학제 및 전문 의료진에게 의뢰한다.

답과 해설 7

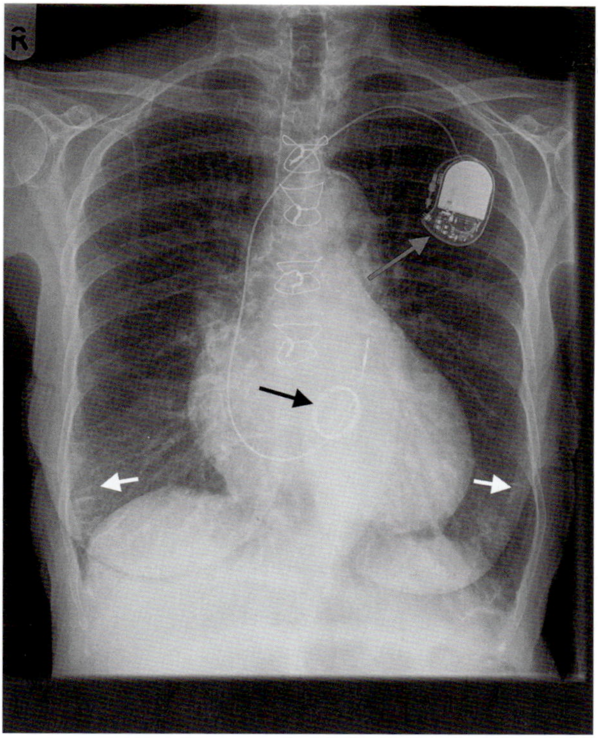

이 영상은 복잡하다. 소엽간 림프관 내 체액 저류를 나타내는 중격선 또는 "Kerley B 선"(흰색 화살표)이 있다. 이 선들은 하부 폐영역에서 수평선으로 나타나며, 흉막 횡격막각에서 먼저 관찰된다. 이는 체액 과다의 초기 징후이다. 림프관염, 암종증과 같은 다른 원인에서도 관찰될 수 있다.

이 환자에게 체액 과다의 문제를 시사하는 다른 소견들도 있다. 정중흉골절개술 와이어, 심비대, 단일심박동기(회색 화살표), 그리고 금속 승모판 치환술(검은색 화살표)을 통해 심장 수술의 소견이 보인다.

답과 해설 8

환자의 좌측 흉곽이 "하얗게 변색" 되어 있다. 하얗게 변한 부분은 솜털 같은 질감을 띠며, 기도 윤곽에서 보이는 공기-기관지 음영은 폐색을 시사한다. 종격동 또한 이동하지 않았다. 이 경우의 폐색은 감염성 폐색, 즉 중증 폐렴으로 인한 것이다.

즉각적인 치료에는 산소 공급, 항생제 투여, 기저 패혈증 치료, 호흡기 전문의 의뢰가 포함된다. 폐암이 폐색을 유발할 수 있으므로, 환자는 결국 폐색 여부를 확인하기 위해 추적 영상 검사가 필요하다. 폐색이 호전되지 않으면 CT 촬영을 통한 추적 검사가 필요하다.

답과 해설 9

흉부 X-선 영상에서 광범위한 주변부 및 기저부 혼탁이 관찰된다. 이러한 분포는 COVID-19에서 전형적이다. 위양성이 발생할 수 있으므로 임상적 연관성 확인이 필요하다. 지속적인 기침, 후각상실, 발열, 그리고 림프구감소증과 같은 검사 지표의 이상 소견은 이러한 진단 가능성을 높인다. 환자의 진단을 확진하기 위해 역전사 중합효소 연쇄 반응(RT-PCR) 검사를 한다. 이는 표준 검사로 간주되며 매우 특이적이다.

호산구성 폐렴이나 기질화 폐렴과 같은 다른 원인도 가능하다. 그러나 팬데믹 상황에서 질병 유병률을 고려하면 이러한 소견은 COVID-19와의 연관성을 시사한다.

이러한 임상적 소견을 보일 경우 적절한 격리가 필요하다. 폐색전증(흔한 합병증)이 의심되지 않는 한 CT 촬영을 추가로 시행할 특별한 이유는 없다.

이 환자는 심박조율기를 사용하고 있다.

답과 해설 10

우측 하엽에 둥근 결절이 있다.

이는 폐암으로 의심되며, 폐암이 의심되는 영상 소견이 있다.

X선 촬영 결과를 이전에 촬영된 영상과 비교해야 한다. 만약 이러한 영상이 몇 년 동안 안정성을 보인다면 악성 가능성이 낮다는 것을 시사할 수 있다.

이전 영상과 비교하여 소견이 안정적이지 않다면, 호흡기내과 진료 의뢰가 필요하다. 병기 결정을 위해 목, 흉부, 상복부에 대한 CT 촬영이 필요할 수 있다. 폐암 다학제 팀 회의에서 논의해야 한다.

찾아보기

ㄱ

ㄴ

ㄷ

ㅎ

A

B

C

D

E

F

G

H

I

L

M

N

O

P

R

S

T

U

V

W